AF194275

Bananen retteten mein Leben

*Ich widme dieses Buch
meinem lieben Partner, besten Freund und Ehemann
Michael
&
meiner lieben Familie*

*Ich widme dieses Buch auch allen
seelisch und körperlich kranken Menschen,
die nicht ernst genommen und belächelt werden.*

SUSANNE H.

Bananen retteten mein Leben

Die Geschichte
meiner Erkrankung an den seltenen
und meist unbekannten Gefäßkompressionssyndromen
»Dunbar-, und May-Thurner-Syndrom & Nussknacker-Phänomen«

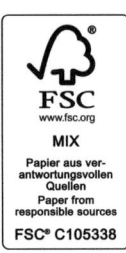

Bibliografische Information der Deutschen Nationalbibliothek:
Die Deutsche Nationalbibliothek verzeichnet diese Publikation in der
Deutschen Nationalbibliografie; detaillierte bibliografische Daten sind im
Internet über dnb.dnb.de abrufbar.

© 2021 Susanne H.
Instagram: susiboblslife69
bananas.saved.my.life@gmail.com
Satz, Umschlaggestaltung, Herstellung und Verlag: BoD – Books on
Demand, Norderstedt
ISBN: 978-3-7534-8643-7

Inhalt

Vorwort

Viele Menschen haben gelegentlich oder des Öfteren Magenschmerzen, Verdauungsstörungen und Probleme mit dem Darm. Allein in Deutschland leiden über 11 Millionen Menschen an Reizmagen. Wenn alle gastroenterologischen Krankheiten und Folgeerkrankungen ausgeschlossen wurden, erfolgt oft die Diagnose »Depressionen« oder »psychosomatische Ursachen«. Zu viel Stress, Burn-out und/oder man bildet sich die Symptome irgendwie ein. Hilflos, allein gelassen, nicht ernst genommen und unverstanden – so fühlte ich mich nach all den Diagnosen und Statements der Ärzte in den letzten 30 Jahren. Die meisten Leute versuchen dann, mit Medikamenten, Stressvermeidung oder Verdrängung der Symptome das Leiden und die Schmerzen irgendwie zu ertragen. Zum Arzt geht man eigentlich nur, wenn man es vor Schmerzen gar nicht mehr aushält. Mir hat nicht ein einziges Medikament geholfen. Den Grund, warum ich so viele Jahre lang Magen-Darm-Probleme hatte, hat sehr lange niemand herausgefunden. Oft habe ich auch von Leuten gehört: »Du hast doch einfach gar keine Lust« oder »Du magst nur nicht auf ein Event etc. gehen«. Autsch! Das tut weh! Zu den Beschwerden und dem Gefühl, nicht ernst genommen zu werden, gesellte sich der Eindruck, man würde von anderen abgewertet. Die negativen Erfahrungen und alles, was hinzukommt, verändern einen Menschen. Ich zog mich zurück. Ich wollte niemandem zur Last fallen und schließlich konnte ich schlicht und einfach meistens vor Schmerzen nirgendwo hingehen und so isolierte ich mich. Ich wurde aus der Normalität inmitten des Lebens herausgerissen. Aber dass ich diese Operation überlebt habe, hat mir auch eine Chance auf ein gesundes, normales Leben gegeben.

Allgemeine Erklärung der Gefäßkompressionssyndrome

Gefäßkompressionssyndrome sind einerseits oft selbst Ärzten kaum bekannt, andererseits die Ursache zahlreicher, scheinbar nicht zusammengehörender Symptome in verschiedenen Körperregionen. Nach der Standard-Diagnostik wird daher oft eine psychische Ursache der somatischen Beschwerden unterstellt oder vermutet.

Sollte dann noch nicht an Gefäßkompressionssyndrome gedacht worden sein, kann das für den Patienten zu Verzweiflung, Verlust der Selbstachtung und in manchen Fällen zu lebensbedrohlicher Auszehrung führen.

Findet sich bei der konventionellen Diagnostik keine Erklärung für die Beschwerden, sollte bei Häufung der in der Checkliste aufgeführten Symptome nach Gefäßkompressionssyndromen gesucht werden. Hier ist die funktionelle Farbduplexsonografie mit Pixel-Flux-Technik allen anderen Verfahren überlegen.

Oft haben Bauchschmerzen eine einfach zu erklärende Ursache, besonders dann, wenn sie plötzlich auftreten oder klar erkennbare Zusammenhänge zu anderen Symptomen (zum Beispiel Durchfall, Erbrechen, Fieber) zeigen. Halten Bauchschmerzen jedoch längere Zeit – über Wochen oder Monate – an, sind oft umfangreiche Untersuchungen erforderlich, um ihre Ursache zu klären. Manchmal bleibt selbst dann die Herkunft der Schmerzen rätselhaft, sodass auch psychische Ursachen und Lebensbedingungen als Haupt- oder Mitauslöser in Betracht gezogen werden.

Wenig bekannt ist jedoch, dass manche Patienten an den Folgen einer Kompression von Gefäßen oder durch Gefäße im Bauchraum leiden, den sogenannten Gefäßkompressionssyndromen. Dabei werden Blutgefäße zwischen anderen Gefäßen oder Organen eingeklemmt. Der normale Blutfluss wird damit gehemmt, was im Einzelfall zu den unterschiedlichsten Beschwerdebildern führen kann. Da diese Krankheitsbilder neben Schmerzen auch zahlreiche andere, scheinbar nicht zusammengehörende Symptome wie **Übelkeit, Schwindel, Atembehinderungen (vor allem bei der Einatmung), Appetitlosigkeit und schnelles Sättigungsgefühl, Schwarzwerden vor den Augen, Gewichtsverlust, Kreislaufstörungen und einzelne Durchfallepisoden** auslösen können, vergehen nicht selten Jahre, bis die Diagnose gestellt wird.

Farbduplexsonografie Dunbar-Syndrom:

In der folgenden Abbildung ist links dargestellt, wie der Truncus bei tiefer Einatmung (Inspiration) freiliegt und gestreckt ist. Die rechte Abbildung zeigt zum Vergleich die hakenförmige Verdrängung des Truncus, die Einengung und die daraus resultieren Flussbeschleunigung bei Ausatmung (Exspiration):

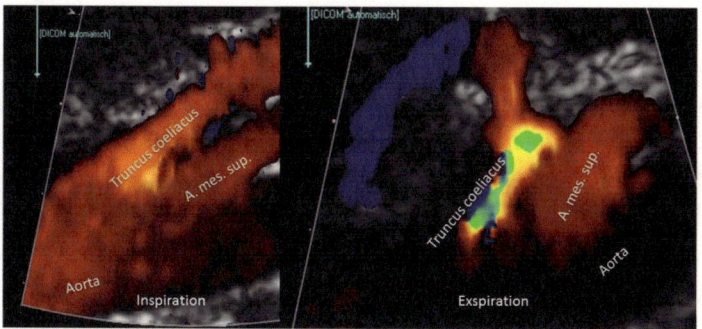

Dieser Inhalt stammt von der Website von Herrn Prof. Dr. Scholbach.

1 Überleben als Chance

Mein Name ist Susanne H., ich bin 1969 geboren und komme ursprünglich aus der idyllischen Kreisstadt Günzburg in Bayern (auch bekannt für das Legoland Deutschland). Seit einigen Jahren leben mein Mann Michael, unsere Dobermann-Hündin Lucy und ich in einem schönen Haus mit riesigem Garten, von Wald umgeben, in South Carolina, USA. Doch der Schein trügt. In meinem Bauch wohnt ein Affe, der mir wulstige Narben zugefügt hat und mich mit ständigen Schmerzen plagt. Seit einiger Zeit bin ich regelrecht aus der Normalität meines Lebens herausgerissen worden und habe viele Wochen in vielen verschiedenen Krankenhäusern und Kliniken verbracht.

Die meisten Krankenhausfahrten hatten mein Mann Michael und mein Vater übernommen, da ich einfach zu schwach zum Autofahren war. Weil ich nur wie ein Roboter funktionierte und neben schlimmen Magenschmerzen, Übelkeit und Schwäche kaum etwas essen konnte. Nur Bananen und weichgekochte Eier konnte mein Magen vertragen. Bananen hatten mich meines Erachtens in meiner schwersten Zeit am Leben erhalten. Ich traute mich kaum noch, allein an unseren Briefkasten zu gehen oder mit dem Auto zu fahren, da ich vor Schwäche immer wieder in Ohnmacht gefallen bin. Oft hatte ich den Verdacht, dass mich die Ärzte für eine Simulantin hielten. Als ich dann später in Deutschland erleichtert meine Diagnose erhielt, folgte der Schock darüber, was mir noch alles bevorstehen sollte. Meine Reise und die dazugehörigen Erfahrungen würden mein Leben verändern. Dennoch hatte ich die Hoffnung, wieder gesund zu werden und irgendwann wieder ein normales Leben zu führen.

South Carolina ist ein schöner, freundlicher und entspannter US-Bundesstaat. Nach einigen Anfangsschwierigkeiten und endlosen Bürokratengängen fühlten wir uns wohl, angekommen und auch heimisch. Das schöne und warme Klima hatte sicher auch dazu beigetragen. Unser Sohn Sascha, der bis zu seinem 21. Geburtstag mit uns in SC war, lebte sich schnell in das US-Schulsystem ein. Es gäbe so viele lustige und abenteuerliche Geschichten aus Saschas Teenager-Zeit zu erzählen. Ob es der SC-Führerschein war, wo der Papa angsterfüllt neben dem Fahranfänger saß und hilflos der Reaktion des Fahrschülers und dem Befolgen seiner Anweisungen ausgeliefert war, lustige Events wie »Homecoming week«, »St. Patricks Day« usw. und auch die Erfahrung mit US-Freunden, bei denen man zwar zum Geburtstag eingeladen war und doch jeder im Restaurant selbst bezahlen musste. Zum Glück hatte Sascha damals 20 Dollar dabei. Auch waren wir für unseren Sohn, denke ich, verständnisvolle und entspannte Eltern bei unzähligen »House-Partys« mit seinen vielen Freunden, Beach-Urlauben und Ausflügen in Nationalparks. Wir behielten meist den Kopf und auch die Nerven. Es dauerte über ein Jahr, bis ich mitten in der Rezession im Jahre 2012 endlich eine Arbeitsstelle fand. Als Chefsekretärin in einer Firma in der Automobil-Branche. Es gab keine Einarbeitung und keine Vorgängerin. Eigentlich auch keinen Vorrat an Büromaterial. Ich brachte das Nötigste einfach von zu Hause mit. Mein Chef war ein anspruchsvoller Franzose, der hyperaktiv, chaotisch und sehr penibel agierte. Das US-Arbeitssystem war für mich am Anfang fremd, unstrukturiert und auch gewöhnungsbedürftig. Die Arbeitskultur »abroad« war regelrecht ein Schock und das Aufgabengebiet sehr umfassend und anstrengend, aber auch interessant. Ich funktionierte anfangs wie auf Autopilot und meist konnten Aufgaben nur an der Oberfläche bewältigt werden bei der Flut, die ständig auf mich einbrach. Neben meinem Chef assistierte ich noch sieben Direktoren und mehreren Managern, die in unserem Team verteilt in Fountain Inn, South Carolina, Auburn Hills, Michigan, und Puebla, Mexico, zusammenarbeiteten. Aber ich wuchs mit der Zeit in die Stelle hinein. Heute traue ich mir zu, in jedem x-beliebigen Betrieb als VP-Assistentin das Büro zu »schmeißen«. Ich hielt durch, auch wenn der Anfang hart und erschöpfend für mich war. Ein guter Kollege und Engineering Direktor, Frank aus Detroit, Michigan, hatte einmal zu mir gesagt: »Nach diesem Job wird dein beruflicher Werdegang einfach und leicht für dich sein.« Und damit hatte Frank recht. Leider ging es mir nach vier Arbeitsjahren körperlich immer schlechter. Ich litt täglich unter Übelkeit, Schwindel und Magenschmerzen. Ende 2015 wurde es so schlimm, dass ich die Weihnachtsfeiertage mehr in Arztpraxen als zu Hause verbrachte. Damals wurde mir, wie fast überall bei Ärzten, zuerst, ein Antidepressiva angeboten. Diese Art Tabletten hatte ich nie an- und eingenommen. Ich wusste ja, dass ich nicht depressiv, sondern körperlich krank war. Eine Arbeitskollegin hatte mir nach vielen gastroenterologischen Anläufen ihren indischen Internisten empfohlen: Dr. Krishniah, der nach all meiner Odyssee innerhalb der USA, wie ich später herausfand, eigentlich am nächsten an der in Deutschland 2017 gestellten Diagnose lag. Den Knick am Mageneingang und der ungewöhnlich hohe Blutdruck an der Aorta (Bauchschlagader), der nicht dort hätte sein sollten, hatte nur Dr. K. – wie er von Patienten und seinem Personal genannt wurde – damals in den US festgestellt. Alle anderen gastroenterologischen Ärzte, die ich konsultiert hatte, hatten im Dunkeln getappt. Es folgten in mehreren Kliniken Magen-, Darmspiegelungen, CT, MRT, Ultraschall und Röntgen. Sogar beim Kardiologen war ich, weil nebenbei vermehrt Wasser ums Herz festgestellt wurde. Dieser Arzt hatte mich gleich in die Mayo-Klinik nach Rochester, Minnesota empfohlen. Nach einer Woche im kalten Norden der USA war die Diagnose »Magengeschwür, Magenschleimhautentzündung, Dysfunktion des Beckenbodens und eine Blasenentzündung« gleichzeitig erschreckend und erleichternd für mich. Letzteres hatte ich vor Schmerzen gar nicht bemerkt. Antibiotika sollten helfen und auch Beckenboden-Gymnastik. Aber nichts besserte sich. Neben enormem Gewichtsverlust innerhalb weniger Wochen hatte ich Schwindel, anhaltende Übelkeit und immer wieder Ohnmachtsanfälle. Mit schlimmen Schmerzen und Koliken trotz gleichbleibendem Arbeitspensum ging es mir von Woche zu Woche schlechter. Ich konnte kaum noch etwas essen und wurde zusehends schwächer. Dazu kam diese permanente Übelkeit und die ständige Angst, mich im Büro oder bei einem Meeting sprichwörtlich auf einem der Schreibtische zu erbrechen. Die Mittagspausen verbrachte ich zu Hause geschwächt auf dem Sofa mit einer Wärmflasche, die in der nächsten Zeit zu meinem besten Freund wurde und sehr heiß sein musste, sonst hätte sie mir nicht geholfen. Die Schmerzen hätten mich beinahe zum Affen gemacht. Wie ich damals funktionierte? Ich weiß es nicht mehr. Auch belastete mich die Situation nicht nur physisch, sondern auch psychisch. Ohne Michael hätte ich diese chaotische Zeit niemals geschafft. Ja, man hält viel aus! Bis es Angang März 2016 einfach nicht mehr ging und ich meine Arbeitsstelle traurig, aber doch irgendwie ohne Reue kündigte. Mein Mann Michael hatte mich dazu bestärkt und mir Rückendeckung gegeben. Dass dieser Abschnitt erst der Anfang vom Ende meiner Beschwerden bedeuten würde, wusste ich damals noch nicht, und der Affe in mir spielte immer wieder verrückt. Im Sommer suchte ich dann in meiner Heimatstadt meinen deutschen Internisten,

Herrn Dr. Buchmüller, auf. Er meinte, mit einem Gewichtsverlust von über zehn Kilogramm und all den Symptomen, die sich über mehrere Wochen und Monate nicht verbesserten, sollte ich doch gründlich in einem Krankenhaus untersucht werden. »Dem muss man auf den Grund gehen. Ich rate Ihnen zu einem stationären Krankenhausaufenthalt«, war seine Aussage. Anfang September 2017 wurde ich dann ins Kreiskrankenhaus Krumbach eingewiesen und wurde von der Oberärztin, Frau Dr. H., und ihrem Team zwei Wochen lang gründlich untersucht. Am 25. September 2017 wurde ich frühmorgens nüchtern in die Abteilung Kardiologie gebracht, um dort meine Diagnose bestätigen zu lassen. Am Ende der Untersuchung stellte der Chefarzt lächelnd fest, dass ich doch ein prima Ultraschall-Model abgeben würde, da er Organe und Blutgefäße bei meinem abgemagerten Körper hervorragend sehen konnte. Am selben Vormittag erhielt ich nach vielen Untersuchungen und Tests meine Diagnose »Dunbar-Syndrom« in meinem Krankenzimmer. Dabei wäre ich beinahe zusammengebrochen, weil meine Schmerzen doch »real« und nicht, wie von einigen Ärzten behauptet, eingebildet waren. Auf die Erleichterung darüber, endlich eine handfeste Diagnose zu haben und nicht mehr als verrückt zu gelten, folgte der Schock darüber, was mir noch bevorstehen sollte. Bei dem Aufklärungsgespräch meinte die Oberärztin, dass jetzt erst der schwierigste Teil für mich beginnen würde. Nämlich einen Gefäßchirurgen zu finden, der die Operation vornehmen könnte. Empfehlen konnte sie eigentlich nur das Zentralklinikum in Augsburg und dort startete ich auch mit einem zeitnahen Termin in der Gefäßchirurgie. Danach folgten noch drei weitere Krankenhäuser in Süddeutschland. Als Erstes ging ich aber, wie vom Krankenhaus Krumbach empfohlen, ins Zentralklinikum Augsburg.

2 Kämpfen oder fliehen?

Der Chefarzt der Gefäßchirurgie im ZK Augsburg konnte mit meiner Diagnose nicht viel anfangen. Er untersuchte mich kurz und meinte: »Diese komplizierte OP wurde hier im Universitätsklinikum Augsburg noch nicht gemacht.« Und eigentlich würde er mir auch davon abraten. »Manchmal sind die Beschwerden nach einer OP schlimmer als zuvor«, meinte er. Aber was für eine Wahl hatte ich denn, wenn ich nur noch 45 Kilogramm wog, immer mehr an Gewicht verlor und mir jegliche Tätigkeit schwerfiel? Dazu wurde ich immer schwächer und war ständig erschöpft. Meistens war ich mir selbst zu viel zum Schleppen; ich bekam schwer Luft und konnte eigentlich nichts mehr ohne Pause erledigen. Dass man dabei in eine Art Depression verfallen könnte, ist sicher jedem einleuchtend. Aber dagegen habe ich mich mit allen Mitteln gewehrt. Ich wollte mich nicht von Ärzten in diese Schublade stecken lassen.

Nach dem weniger erfolgreichen Termin im ZK Augsburg suchte ich an meinem Tablet im Internet selbst nach Informationen über das Dunbar-Syndrom. Viel fand man tatsächlich nicht! Einen ähnlichen Fall in Wien und einen in Zürich – das war's dann auch. Nachdem eine junge Frau während der OP verblutet war und die Mutter ihre Geschichte ins Internet stellte, musste ich mit meiner Suche eine Pause machen. Wollte ich das wirklich? Gab es denn keine andere Lösung? Wie gefährlich war diese OP an der Bauchschlagader eigentlich? Ich wusste bisher viel zu wenig über das Syndrom und die Verengung lag direkt an diesem lebensnotwendigen Blutgefäß, und was das bedeutete, machte mir einfach nur Angst …

Nach mehrmaligem Suchen weiterer Gefäßchirurgen in Süddeutschland war ich im Internet auf Herrn Dr. G. von der Helios-Klinik in München gestoßen. Er war Chefarzt der Gefäßchirurgie und hatte zuvor in der LMU-Klinik München gearbeitet. Bei ihm vereinbarte ich einen Termin und ich war gleich sehr beeindruckt von dem netten Chefarzt. Dr. G. meinte, dass er das Dunbar-Syndrom bereits operiert hat. Es hatte sich für mich angehört, als hätte er diese OP zwar schon einmal gemacht, aber ich fragte ehrlich gesagt auch nicht nach, wie oft. Dr. G. nahm sich sehr viel Zeit für mich und auch für die Aufklärung, was mir sehr wichtig war. Er sicherte mir zu, dass er die OP nur mit Bauchschnitt und nicht mit dem Endoskop durchführen würde. Sodass er, falls doch etwas Unvorhergesehenes während der Operation geschehen würde, sofort vor Ort reagieren könne. Für einen Bauchschnitt wäre dann keine Zeit übrig. Dr. G. war so ehrlich und räumte auch ein, dass selbst nach der komplizierten OP einige Beschwerden bleiben könnten und die Heilung lange andauern würde. »Einen großen Teil vom Ganzen und an der Heilung selbst trägt natürlich auch der Patient«, erklärte Dr. G. »Man muss bereit dafür sein und auch positiv in die Operation hineingehen.« Bei einem Gespräch hörte sich das alles einfach und einleuchtend an. Dass die Realität heftig und brutal werden würde, wusste ich Gott sei Dank damals noch nicht. Ich vertraute diesem Chefarzt von Anfang an und war mir sicher: Das ist der Chirurg, von dem ich mich operieren lassen würde. Wieder zu Hause kamen mir dann doch Zweifel. Was wenn diese OP zu gefährlich und riskant war und wenn inmitten der Operation etwas schiefging? Das war's dann! Eine zweite Meinung würde mir eventuell helfen, den wichtigen OP-Termin bei Dr. G. zu vereinbaren. Dann war ich über unsere Verwandtschaft auf die LMU-Klinik in München gestoßen und bekam dort zeitnah einen Termin beim Oberarzt der Gefäßchirurgie.

Den Weg zur LMU-Klinik München hätte ich mir sparen können. Im Gegenteil, dieser Besuch verunsicherte mich eigentlich mehr, als er mich bestärkte. Erst musste ich unendlich lange warten, was man ja in Kauf nahm, dann verschlug es mir während des Gesprächs ob der Arroganz der Ärzte die Sprache. »Solche Leute wie Sie müssen wir dann wieder in Ordnung bringen, wenn vorher gepfuscht wurde«, bekam ich zu hören. Ein Totschlagargument. Warum hörte ich mir diese Mutmaßungen eigentlich an? Die beiden Ärzte waren anscheinend in ihrer Ehre gekränkt, weil sie nur meine zweite Wahl waren. Zwar hatte ich mir vorgenommen, dass mein Mann Michael sich wieder in das Arztgespräch einwählte und mit seinem Handy mithörte wie bei dem Gespräch kürzlich mit Herrn Dr. G., aber das hatte ich bleiben lassen. Entweder konnten oder wollten mir diese Ärzte nicht helfen. Irgendetwas hielt mich immer noch zurück, die OP ohne zweite Meinung durchführen zu lassen. Manchmal war das Bauchgefühl das richtige. Im Internet hatte ich schon Tage vorher von Herrn Prof. Dr. Scholbach in Leipzig gelesen. Auf seiner Homepage hatte ich mir auch den Blutfluss bzw. die Kompression/Verdrängung der Gefäße und den erhöhten Blutdruck via Videoaufnahmen angesehen. Normaler Blutdruck bzw. Blutfluss war an der komprimierten Stelle an der Bauchschlagader 1,9 m/s. Der Druck stieg mit dem Dunbar-Syndrom in der Videoaufnahme bis auf 2,6 m/s an. Ich muss hier dazusagen, dass bei mir bereits im Krankenhaus Krumbach ein Blutdruck bzw. eine Blutflussgeschwindigkeit von 4,7 m/s an der gleichen Stelle gemessen wurde. Ein viel zu hoher Druck, der nach dem Essen noch verstärkt wurde. Daher kamen also meine Magenschmerzen und ließen mich über zehn Kilogramm an Gewicht verlieren. Meine ständigen Symptome hielten mich von einer normalen Nahrungsaufnahme ab. Eine Handvoll oder eine

Kleinigkeit war mir noch möglich – obwohl kein Essen für mich weniger Schmerzen bedeutete. Die winzigen Mahlzeiten führten wiederum zu weniger Gewicht und Fett, das auch die Organe innerlich schützte (Viszeralfett). Kaum Fett im Bauchraum und um die Verdauungsorgane herum führte wiederum zu noch mehr Schmerzen. Ein Kreislauf, aus dem ich selbst nicht mehr herausfand. Mittlerweile war es bereits November und ich wollte nach zwei Monaten in Günzburg endlich wieder nach Hause, um wenigstens an Weihnachten bei meinem Mann und unserem Hund Lucy zu sein. Zuvor hatte ich mit meinem Vater noch einen weiteren Termin in der Klinik Mitte in München vereinbart. Der Professor in der Münchner Klinik Innenstadt riet mir aber auch von einer Operation ab. Das alles war nicht sehr hilfreich für mich. Was für eine Möglichkeit hatte ich eigentlich? Weiter leiden, kaum essen und laufen können und irgendwann gab dann dieser Körper wegen Kreislauf- oder Organversagen ganz auf. Oder dem Münchner Chirurgen Dr. G. vertrauen und hoffen, dass alles gut ging? Hoffen, dass sich meine Situation irgendwann von selbst verbesserte? Ein Mix aus Angst, Unsicherheit und Zweifel kam in mir auf, aber da war auch ein Hoffnungsschimmer. Ich war mir selbst nicht sicher, ob diese komplizierte OP gelingen, eventuell noch mehr anrichten oder mir doch helfen könnte. Einen OP-Termin bei Dr. G. hatte ich jetzt trotz alledem für Februar 2018 vereinbart.

Zwischenzeitlich war ich aber immer wieder auf Prof. Dr. Scholbachs Internetseite in Leipzig zurückgekehrt und hatte herausgefunden, dass oft ein weiteres oder mehrere Kompressionssyndrome zusammen vorkommen. Neben dem Dunbar-Syndrom das Wilkie-, Nussknacker-Phänomen und May-Thurner-Syndrom. Ich war mir sicher, der weite Weg von Günzburg nach Leipzig würde mich nach all den Besuchen in unzähligen Krankenhäusern, Klinken und bei Ärzten nach endlosen Untersuchungen bestärken oder mich davon abhalten, eine folgenschwere Entscheidung zu treffen. Ich wollte sichergehen, dass ich nicht auch noch ein weiteres Syndrom hatte – bevor Dr. G. im Februar die OP vornahm und mir den Bauch öffnete. Mein Flug zurück in die USA war am 25. November 2017 und das war gut so. Nach zehn Wochen Unsicherheit und gemischten Gefühlen und Gedanken wollte ich nur endlich nach Hause und an nichts mehr von alledem denken. Einen Termin bei Prof. Dr. Scholbach hatte ich bereits vor meinem Abflug für den 25. Januar 2018 vereinbart. Am frühen Nachmittag um 13:30 Uhr, weil die Fahrt von Günzburg nach Leipzig je nach Verkehr und Lage fünf bis sechs Stunden dauern würde. Für die lange Fahrt hatte ich meine Schwägerin Sabine gebeten, mit mir zu fahren. Mein Vater hatte mich bereits genug herumchauffiert. Auch wäre ich zu schwach gewesen, die 540-Kilometer-Fahrt allein zu schaffen.

Am 17. Januar 2018 ging mein Flug nach München. Nonstop, da mein Körper immer mehr abbaute und abgemagert und schwach war. Es ging mir nicht gut – körperlich und auch seelisch nicht. Mein Kopf war mir oft zu schwer zu heben oder zu tragen. Wenn ich ruhig dalag, spürte ich meinen Stuhl im Darm vorwärtsbewegen, und wenn ich mein T-Shirt hob, sah ich, wie sich kleine Beulen an der Bauchdecke hervorwölbten. Erschrocken sah ich meiner Darmbewegung zu. In dieser Situation machte ich mir um mich selbst Sorgen und konnte auch nicht wirklich gut damit umgehen. Ich verlor immer mehr an Gewicht und auch an Kraft; war ein Schatten meiner Selbst. Wie kam ich aus diesem Kreislauf heraus? So konnte es nicht weitergehen. Es war an der Zeit, zu handeln und endlich eine Entscheidung zu treffen. Auch nach meinem Besuch bei Herrn Prof. Dr. Scholbach hatte ich anfangs Zweifel, was wohl das Richtige in meinem Fall sein würde. Wie ich bereits geahnt hatte, fand der Professor der Ultraschall-Diagnostik drei weitere Kompressionssyndrome! Seines Erachtens gab es nur eine Entscheidung: die komplizierte Operation in Mettmann von der Koryphäe, dem Chefarzt der Gefäßchirurgie, Herrn Prof. Dr. Wilhelm Sandmann vornehmen zu lassen. Ich hatte bei Dr. G. ein gutes Gefühl, auch weil er sich so viel Zeit für mich genommen hatte. Aber mit der Zeit wurde mir klar, dass es nur einen Weg gab, nämlich den zu demjenigen Spezialisten, der bereits alle Kompressionssyndrome mehrfach und seit Jahren operierte. Kein passender Vergleich, aber man ließ sein Auto ja auch nicht in der »zweitbesten« Werkstatt reparieren. Hier ging es um meine Gesundheit und um mein Leben! Meine Entscheidung stand somit fest. Ich würde in die Werkstatt eines Meisters gehen! Die Operation sollte bei Herrn Prof. Dr. Sandmann in Mettmann nahe Düsseldorf stattfinden. Mit dem Sekretariat des Herrn Doktors hatte ich gleich nach dem Leipzig-Termin Kontakt aufgenommen. Am Mittwoch, den 14. März 2018 sollte der wichtige OP-Termin sein.

3 Die große Operation – Ein Trauma

Es war eine Vollmondnacht am 1. März 2018, als ich ein unglaublich schönes Erlebnis zu Hause in SC hatte. Unser Bewegungsmelder am Eingang ging plötzlich am späten Abend an und das war ein Zeichen, dass sich irgendetwas auf unserer Veranda bewegte. Ich wollte mir sowieso ein Glas Wasser holen und schob den Vorhang vorsichtig zur Seite. Im hellen Vollmondschein sah ich ungefähr zehn Meter von unserer Haustür entfernt im Gras zwei große Rehe, die sich friedlich unseren Klee schmecken ließen. Vor Freude und Begeisterung konnte ich mich minutenlang nicht bewegen und stand in meinem Nachthemd einfach nur starr da. Lächelnd und mit meiner Nase an die Haustür gedrückt, beobachtete ich diese anmutigen Tiere. Ihr Anblick gab mir Frieden, Gelassenheit und beruhigte mich. Dieses schöne Erlebnis mit den Rehen im Vorgarten ließ mich in dieser Nacht ruhig schlafen.

Lucy war nervös. Unser Hund spürte unsere Anspannung bereits Tage vor unserem Abflug. Sie lief uns auf Schritt und Tritt hinterher, ließ uns keine Sekunde mehr aus den Augen. Das nervte manchmal, weil wir noch vieles zu erledigen und vorzubereiten hatten. Ihren Knochen, den sie über alles liebte, legte sie irgendwann in einen unserer Koffer. Das sollte wohl bedeuten, dass sie bei uns sein wollte oder wenigstens ein Teil von ihr. Michael und ich fanden das so süß und Lucy war wirklich eine sehr folgsame, liebevolle und einzigartige Hündin.

Der Flug von Charlotte, North Carolina, nach Deutschland, Frankfurt am Main, war am Samstag, den 10. März 2018.

Zum bevorstehenden Ereignis hatte mein Mann Urlaub genommen. Am nächsten Morgen, Sonntag, den 11. März angekommen, fuhren wir circa zwei Stunden vom Frankfurter Flughafen weiter nach Mettmann, nahe Düsseldorf. Wir kamen erst gegen Mittag im Hotel in der Nähe des Evangelischen Krankenhauses in Mettmann an und ich konnte somit am nächsten Morgen, Montag den 12. März, wie vereinbart zwei Tage vor meinem OP-Termin, im Krankenhaus zu Tests, Vorbesprechungen und Vorbereitungen eintreffen. Wir beide und die Familie waren sehr angespannt und nervös. Zum einzigen gemeinsamen Abendessen in Nordrhein-Westfalen waren wir in einem griechischen Restaurant in der Nähe des Hotels, aber auch der anschließende Spaziergang stimmte uns nicht heiter.

Die Hotelmanagerin hatte sich beim Einchecken mit uns nett unterhalten und meinte später besorgt: »Sie kommen sicherlich zu Prof. Dr. Sandmann? Ja, das ist in den meisten Fällen eine große und schwere Operation. Vor zwei Wochen war eine junge Engländerin hier im Hotel mit ihrer Mutter. Sie war zu schwach zu laufen, kam im Rollstuhl an und wurde auch künstlich ernährt, da sie keine feste Nahrung mehr aufnehmen konnte.« Ich war berührt von ihrer Erzählung und mir tat diese junge Frau sehr leid. Ich realisierte damals nicht, dass mir die gleiche schwere und große Operation in wenigen Tagen bevorstand. Dass ich bald in der gleichen Situation wie diese junge Frau stecken würde.

Bei der Blutabnahme und ersten Tests am Montagmorgen, am 12. März gegen 08:30 Uhr war ich so schwach, dass ich beinahe kollabierte. Ich musste mich hinlegen und Wasser trinken. Wahrscheinlich hatte auch die Aussage, dass sie

Blutkonserven für mich bestellen würden, ihren Teil dazu beigetragen. Die Ärzte nahmen sich immer sehr viel Zeit für uns, waren ruhig und überzeugend in allem, was sie sagten und erklärten. Sie hatten über Jahre ihre eigenen Operationstechniken verfeinert und auch verbessert. Meinen Chirurgen, Herrn Prof. Dr. Sandmann, lernte ich gleich morgens im ersten Untersuchungszimmer kennen. Er war groß, schlank und mit seinen weißen Haaren sah er trotz seines Alters sehr attraktiv aus. Herr Prof. Dr. Sandmann hatte ein sehr ruhiges und vertrauenswürdiges, freundliches Wesen. »Ich bin in den besten Händen«, dachte ich. Herr Prof. Dr. Sandmann war der einzige Gefäßchirurg, der Dunbar-, Nussknacker- und May-Thurner-Syndrom zusammen operierte. Das Wilkie-Syndrom operierte er natürlich auch, aber davon war ich glücklicherweise verschont worden.

Am Mittag kam dann der Oberarzt, Herr Dr. Al-Maqublah, zum Aufklärungsgespräch ins Patientenzimmer. Er erklärte uns anhand einer Skizze, was die Chirurgen am Mittwoch, den 14. März alles operieren würden. Mir wurde schlecht, da ich mich vorher überhaupt nicht mit der Operation so richtig auseinandergesetzt hatte; wie groß der Bauchschnitt und in welchem Umfang diese komplizierte Operation durchgeführt werden würde. Es war ehrlich gesagt ein Schock, was er erklärte, und ich konnte natürlich nicht ahnen, was tatsächlich auf mich zukommen sollte. Auf dem Blatt aufgezeichnet und erklärt, sah alles logisch und einfach aus. Daran, dass meine komplette Bauchdecke geöffnet und wie lange es dauern würde, bis die komprimierten Stellen (Bauchschlagader, Nieren-, Blasenvene und die Beckenbodenvene) von der Verengung bzw. den Kompressionen befreit wären. Bis all die Venen-Umleitungen und

Austauschvenen eingesetzt und die Bauchdecke mitsamt der AV-Fistel[1] und dem Schnitt am linken Oberschenkel wieder verschlossen sein würde. Wie lange es dauern würde, bis alles innerlich und äußerlich verheilt sein würde, das konnte ich an diesem Tag natürlich nicht ahnen. Wer konnte das schon bei einer bevorstehenden OP?

Diese Operation war eine andere Dimension, von der ich mir keine Vorstellung machen konnte. Ehrlich gesagt hatte ich damals gar nicht so genau hingehört, was mich sicherlich auch davor geschützt hatte, im letzten Moment einen Rückzieher zu machen. Mein Mann dagegen hatte glücklicherweise jedes Detail verstanden. Er war es auch, der mir den Eingriff genau erklären konnte. Ich unterschrieb schweigend und verunsichert die Einwilligungserklärung. »Es muss sein«, bestimmte Michael kurz. »Ich habe Angst«, versuchte ich einzuwenden. »Das verstehe ich, aber so geht es nicht weiter«, beharrte er. Ich hatte dann am Montagnachmittag, den 12. März nur noch das Aufklärungsgespräch mit der Narkoseärztin. Wir beide waren am Nachmittag nach dem Gespräch in die kleine Kapelle im Eingangsbereich gegangen. Das Bedürfnis zu beten hatte ich da noch nicht. Es sollte sich aber noch einstellen. Die gesamte Stimmung war gedämpft. Etwas unberechenbar Großes und Schweres lag in der Luft. Schlafen konnte ich in dieser Nacht kaum oder nur stundenweise – vor Aufregung und auch vor Ungewissheit.

Am Dienstag, den 13. März unterhielten wir uns dann auch mit dem Professor und dem zweiten Oberarzt, der bei der

---

1 AV-Fistel: Eine arteriovenöse Fistel ist eine Kurzschlussverbindung zwischen einer Arterie und einer Vene. Dadurch wird die Blutmenge und Blutzirkulation erhöht, um so ein Gerinnsel und eine Thrombose an operierten Blutgefäßen zu vermeiden.

Operation dabei sein würde: Herr Dr. Verginis, ein Grieche. Es war ein gutes Gespräch und ich wollte unbedingt vorher meine Liste an Fragen beantwortet haben. Obwohl mir dann im Nachhinein ganz viele zusätzliche Punkte einfielen. Dann wurde ich wieder in die Anästhesie geführt, wo mir eine Rückenmarkszuleitung gestochen wurde, mit deren Hilfe man meine Schmerzen steuern konnte. Ich war abgemagert, hatte wortwörtlich kein Gramm Fett auf den Rippen. Das erschwerte leider den Zugang. Die junge indische Ärztin musste drei- bis viermal stechen, bis die Kanüle richtig saß. Es war zugegeben sehr unangenehm. »Die Rückenmarkskanüle bleibt dafür auch eine Weile drinnen«, tröstete sie mich lächelnd. Dadurch konnte man mir leichter und schneller Morphin und andere Medikamente verabreichen. Es war befremdlich, mit der Nadel in der Wirbelsäule zu liegen, aber das sollte das Leichteste der folgenden Prozeduren werden. Zum Essen bekam ich nichts mehr am Vortag der OP; dafür durfte ich meinen kompletten Darm entleeren. Weil ein Reststuhl in den kommenden Tagen nur noch mehr den Organismus belasten würde. Gegen Abend fing es heftig zu regnen an. Nach einer Weile kam aber doch wieder die Sonne zum Vorschein und wir sahen von meinem Krankenzimmer aus einen doppelten Regenbogen. Das war doch ein gutes Zeichen! »Alles musste gutgehen und gut werden«, sagte ich zu mir. Der Song »Over the Rainbow« kam mir dabei in den Sinn. Morgen um 8 Uhr würde es losgehen und der Abschied von Michael fiel mir heute Abend besonders schwer. Wir wussten nicht, ob der Eingriff gut verlaufen und wie es danach weitergehen würde – das wusste niemand. Passieren konnte immer etwas, auch bei einer Blinddarmoperation. Ich hatte meinem Mann zuvor einen Brief geschrieben. »Sicher ist sicher«, dachte ich. Ich wollte ihm unbedingt noch ein paar Gedanken und Gefühle mitteilen und ich wusste, dass ich am OP-Tag dazu keine Worte finden würde. Eine Art Abschiedsbrief zu schreiben, das war sehr emotional. Trotzdem war es mir wichtig in diesem Moment. Michael hatte den Brief, wie er sagte, nie gelesen. Ich bin glücklicherweise nach der OP wieder aufgewacht und hatte alles soweit »gut überstanden«. Nachdem Michael am Abend gegangen war, ging ich im Nachthemd und Bademantel nochmals in den Eingangsbereich des Krankenhauses, um zu beten. Ich kniete am Altar nieder und weinte bitterlich wie schon seit Langem nicht mehr. Auch weil ich mir nicht ganz bewusst war, was alles auf mich zukommen würde. Ich hatte pure Todesangst. Konnte alles noch schlimmer werden? Und was, wenn während der OP etwas schiefging oder etwas dazwischenkam? Würde ich weiterleben oder sterben?

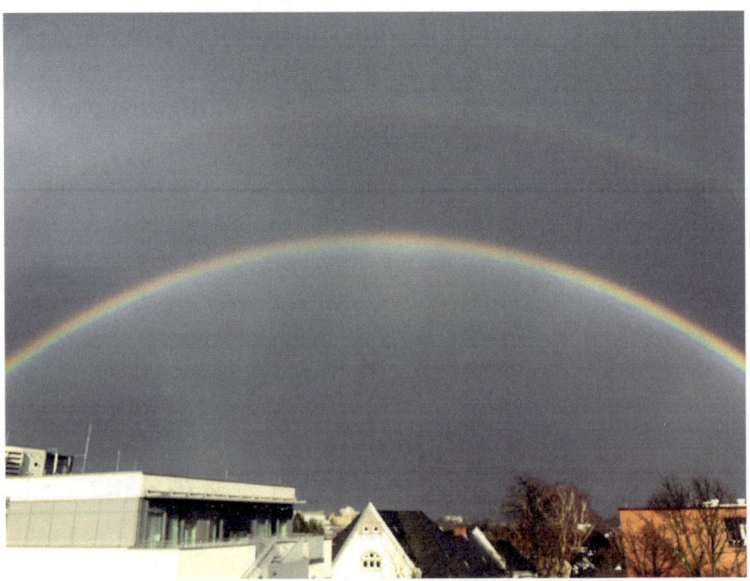

14. März 2018, Mittwochmorgen

Tag der Dunbar-, Nussknacker- und May-Thurner-Syndrom-OP

Beginn 8 Uhr

Am Morgen der OP gegen 07:30 Uhr gingen Michael und ich noch einmal zusammen in die Kapelle. Ich hoffte und vertraute auf das Können der Ärzte, aber dies war auch eine Stunde, in der man das Beten lernte. Bevor wir zurück auf die Station gingen, schrieb ich noch ein paar Zeilen in das ausgelegte Buch.

Ungefähr so: Herr, bitte beschütze meine Familie und halte auch deine Hand über mich. Bitte gib den Ärzten eine ruhige Hand und uns allen viel Kraft, die OP gut zu überstehen. Sei bitte für die Menschen da, die dich am nötigsten brauchen. Ich danke dir! Susanne

Wir machten am Morgen noch ein Foto zusammen im Gang vor dem Fahrstuhl. Im 4. Stock war mein Zimmer mit der Nummer 413. Meine Augen waren noch aufgequollen vom Weinen in der Nacht zuvor und vom frühen Morgen. Was im Kopf meines Mannes vor sich ging, konnte ich im Nachhinein nur erahnen. Nicht wirklich helfen können und zusehen zu müssen, wie der Partner litt, war manchmal schlimmer, als selbst Schmerzen ertragen zu müssen. Es war sicher nicht leicht für ihn und trotzdem war Michael wie immer stark für mich.

Um 8 Uhr wurde ich nur mit einem Nachthemdchen am Leib abgeholt. Michael durfte nicht weiter mit hinein. Wir waren am Anästhesie-Bereich und ich erkannte erleichtert die Ärztin, mit der ich vor zwei Tagen das Gespräch hatte. Sie ließ mich anschließend gleich einschlafen, weil die nächsten Prozeduren ihrer Erfahrung nach sehr unangenehm werden konnten. Ich hatte anschließend IV-Nadeln in fast allen Gliedmaßen: im Rücken, den Armen, eine Magensonde, einen Katheter und zusätzlich eine Zuleitung mit Schlauch in den Hals bekommen. »Ich will meine Organe spenden, wenn ich nicht mehr aufwachen sollte«, meinte ich zur Narkoseärztin. Auch mit Michael hatte ich das vorher besprochen. Weil ein Mensch bis zu acht Menschenleben retten kann. Dann hätte das Ganze, wenn es schiefgehen sollte, wenigstens einen Sinn. »So weit sind wir noch nicht«, erwiderte die Ärztin lächelnd. Dann begann ich mit einem »Vaterunser« und an mehr kann ich mich nicht mehr erinnern.

Von 15 bis 19 Uhr durfte man in der Intensivstation Patienten besuchen. Die Ärzte waren erst kurz vor 16 Uhr mit meiner OP fertig und gingen danach in Richtung Kantine. Michael hatte Herrn Prof. Dr. Sandmann und seine zwei Oberärzte auf dem Gang gesehen und angesprochen. Ihm wurde mitgeteilt, dass die OP erfolgreich überstanden war. Am Abend gegen 17 Uhr kam Michael mich besuchen. Ich nahm ihn nicht gleich wahr. Ich weiß auch nicht, wie lange er zuvor schon neben meinem Bett gesessen hatte. Mir war so schlecht; mir war noch viel übler, als es mir sonst immer übel war. Ich denke, dass es die lange Anästhesie und das Morphium waren, aber das brauchte ich jetzt gegen die massiven Schmerzen. Dank der Magensonde konnte und musste ich mich nicht übergeben. Der Beutel mit Blut und Erbrochenem, der am Schlauch an der Seite des Krankenbettes hing, wurde voller und voller. In der Hand hatte ich eine Art Stab mit kleinem Druckknopf am Ende. *Like a magic stick!* Dieser

Stab war eine Art »Zauberstab« in den nächsten Tagen für mich. Damit konnte ich mir bei großen Schmerz-Schüben eine kleine Dosis mehr vom Morphium selbst »spritzen«, das heißt der Rückenmarksinjektion zuführen. Wenn man hilflos daliegt wie ein Baby und eigentlich nichts kann, nicht rühren und auch nicht trinken oder schnäuzen, husten oder sich drehen – dann ist so ein »magischer Stab« eine große Sache. Wenn ich mich recht erinnere, konnte ich mir bis zu dreimal pro Stunde eine extra Dosis Morphium einspritzen. Wäre es dreimal mehr gewesen, es hätte auch nicht gereicht. Aber der kleine Stab gab mir eine Art Kontrolle. Ich musste in diesem Stadium jegliche Kontrolle über meinen Körper abgeben. Da bedeutete der Stab in meiner Hand schlicht und einfach nur: Überleben.

Geredet hatten wir nicht viel, Michael und ich. Ich erinnere mich nur, dass ich leise zu ihm wimmerte: »Ich bin nur froh, dass du bei mir bist und meine Familie mich nicht so sehen muss.« Dann liefen mir Tränen die Wangen hinunter, weil ich realisierte, dass jetzt nichts mehr war wie zuvor. Auch war ich sicher noch in Trance und weit weg von der Realität.

15. März 2018, Donnerstag – Intensivstation

»Ich weiß, Sie müssen sich fühlen, als ob Sie gerade ein Lkw überfahren hat«, flüsterte ein fremder Oberarzt mir zu. Auf der Intensivstation war es hell und laut – von weit her hörte ich hastige Schritte und Gelächter. Der Lärm tat weh und hallte in meinen Ohren. An der Wand gegenüber meines Bettes war diese riesige Uhr. Das Deckenlicht blendete und schmerzte in meinen Augen. Sekunden fühlten sich an wie Stunden und die Zeit schien nicht zu vergehen. Die Visite war am Morgen irgendwann; ich hatte kein Raum- und Zeitgefühl. Ungefähr 15 Ärzte standen im Halbkreis um mein Bett herum. Es wurde geredet. Ich war im Dämmerschlaf, konnte dem Gespräch nicht folgen, weil ich so im Nebel und sehr müde war. Die Augen fielen mir immer wieder zu. Herr Dr. Al-Maqublah verließ irgendwann den Halbkreis der Ärzte und trat links neben mein Bett, hielt meine Hand und drückte sie. Es tat gut, dass die Ärzte so mitfühlend waren und mich als Menschen sahen und nicht nur als einen von vielen ihrer Patienten. Ich musste wohl schlimm ausgesehen haben oder zumindest das, was von mir unter dem Hemd steckte. Michael rief an, eine Schwester gab mir das Telefon in die Hand. Wir redeten circa zehn Minuten ganz leise, da mir das Atmen allein so schwerfiel. Dazwischen gab es viele Schweigepausen. So lange, bis die Schwester bemerkte, dass ich noch eins ihrer Stationshandys hatte. War es morgens oder abends? Ich weiß es nicht mehr genau. Manchmal meinte ich, ich befände mich in der Hölle! Ich hatte unerträgliche Schmerzen, das Atmen fiel mir schwer und die Zeit schien stillzustehen und nicht zu vergehen. Die Frau im anderen Raum stöhnte immer wieder laut. Die Schwestern redeten mit ihr und wahrscheinlich machte sie einfach nicht so mit, was sie aus deren Sicht tun sollte. Oder konnte sie einfach nicht? Man war ja total abhängig und hilflos. Das war wirklich kein gutes Gefühl. Michael kam mich heute gegen 15 Uhr besuchen und ich war nur froh, dass mein Liebster bei mir war. »Wenn das Sterben ist, dann wünschte ich, dass es schnell vorbeigeht«, wimmerte ich. Mein Mann blieb bis zum Abend, auch wenn eigentlich keine große Konversation stattfand. Er war nur für mich da und das tat mir gut.

Ich hatte ein aufgedunsenes Gesicht, geschwollene und aufgesprungene Lippen und alles drehte sich im Kreis. Mein

Blutdruck fiel irgendwann am späten Abend drastisch ab auf 70/35. Die Kabelstation hinter meinem Bett piepste. Eine Schwester rannte zu mir und sagte irgendetwas. Medikamente wurden gespritzt, um einen Kreislaufschock zu vermeiden. Das Herz schlug mir jetzt bis zum Kopf und ich meinte, ich könnte nicht atmen und müsste ersticken. Plötzlich war die Angst da, dass etwas Schlimmes geschehen könnte oder dass eventuell die falschen Medikamente gegeben wurden. Ich war erneut hilflos ausgeliefert. Würde ich das überhaupt überleben? Sicherlich war ich danach wieder weggetreten und die Situation beruhigte sich irgendwann. Die Zeit verging nachts nicht und ich konnte mich einfach keinen Millimeter bewegen. Mein Rücken schmerzte vom starren Daliegen. Ich hatte jetzt keine Kontrolle mehr über mein Leben und meinen Körper, durchfuhr es mich. Eine Schwester sagte zu mir, dass sie die Magensonde entfernen müssten. Ich flehte sie an, es doch bitte nicht zu tun. Mir war immer noch so übel und schlecht und mit dem riesigen Bauchschnitt konnte ich mich ja nicht nach vorne beugen, um mich zu übergeben. Der Beutel war bereits weit über die Hälfte mit einer blutigen Flüssigkeit gefüllt. Die Schwester ließ mir die Magensonde wenigstens noch über Nacht und ich war sehr erleichtert!

16. März 2018, Freitag – Intensivstation

Wieder lautes Gelächter, hektisches Getrampel und lautes Reden. Alles war hell und grell. Ich hatte Durst und jemand reichte mir später etwas Wasser in einer Schnabeltasse. Wie ein hilfloses Neugeborenes kam ich mir vor. Die Magensonde musste entfernt werden – der Behälter war wieder voll mit ca. 2 Liter Flüssigkeit. Leider hatte ich immer noch schlimme

Übelkeit. Ein Zäpfchen wurde mir verabreicht und ich wurde mit einem Bettlaken von ein paar Schwestern auf ein normales Stationsbett gehievt. Ich hatte Angst vor den schlimmen Schmerzen am Bauch beim Transport vom Intensivbett auf das normale Stationsbett. Jede winzige Bewegung bedeutete zusätzliche Qualen.

Am Nachmittag wurde ich auf die Station 4 verlegt – wieder in mein Zimmer mit der Nummer 413. Michael kam mich besuchen und gerade dann musste ich auf die Toilette; das Zäpfchen wirkte. Eine junge Schwester gab mir eine Schüssel – wie peinlich! Aber was wollte man machen, wenn man frisch operiert war, nicht aufstehen konnte und dazu an zig Schläuchen und Kabeln hing? Schmerzen verspürte ich neben dem Bauch, besonders am Rücken, weil ich mich immer noch nicht bewegen und drehen konnte und nur verkrampft dalag. Mein erstes Essen nach der Operation war eine Suppe – oder war es eine Art Haferschleim? Ich kann mich nicht mehr genau daran erinnern. Danach fragte die nette Schwester: »Möchten Sie noch einen Pudding haben?« »Ja! Ich würde gern einen Vanillepudding haben«, wimmerte ich. Sie gab mir so einen, den ich als Kind gern gegessen hatte: Vanillepudding im Plastikbecher mit einer Sahnehaube. Der Pudding schmeckte unglaublich lecker!

Unser Sohn Sascha fuhr von Horb im Schwarzwald nach Mettmann, um mich über das Wochenende zu besuchen. Eigentlich wollte ich nur, dass Sascha für seinen Vater da war, um ihn von der leidigen Geschichte abzulenken. Sascha kam am Freitagabend nach einer langen Autofahrt an. Ich bat Michael, doch mit unserem Sohn heute essen zu gehen, weil Sascha mich in dem erbärmlichen Zustand nicht sehen sollte. Ich fühlte mich schrecklich und ich war zu schwach, um zu reden. Schlafen konnte ich leider nicht wegen der Übelkeit, der pochenden Schmerzen und auch nicht wegen des unangenehmen Schnarchens der Zimmernachbarin.

17. März 2018, Samstag

Prof. Dr. Sandmann und Dr. Verginis waren vormittags in meinem Zimmer und ermunterten mich, ich solle mich auf die Bettkante setzen. »Sie müssen sich fühlen, als ob Sie sich gerade auf einem Berggipfel befinden«, stellte mein Chirurg fest. Ja! Ich hatte das Gefühl, als ob ich kaum Luft bekam, mir jemand ganz fest auf den Brustkorb drückte. Es fiel mir immer schwerer zu atmen. Aber das hatte ich bereits vor der OP. Nur jetzt war es schlimmer und ich lag ja auch einfach nur da und wusste zu dem Zeitpunkt noch nicht, was die eigentliche Ursache war. Auch hatte ich Angst vor den Höllenschmerzen, weil ich eigentlich noch nicht so weit war, mich zu bewegen. Michael ermunterte mich, es wenigstens zu versuchen. Obwohl ich mich elendig und schwindelig fühlte, wagte ich es. Mein Mann hielt mich an beiden Armen fest. Ich konnte kaum Luft holen, als wenn mir jemand den Hals zuschnürte. Alles drehte sich im Kreis. Ich fürchtete, gleich in Ohnmacht zu fallen. Dann setzte ich mich ganz vorsichtig mithilfe von Michael auf die Bettkante. Besser gesagt drehte er mich ein wenig von der Seite und zog mich langsam und vorsichtig hoch. Es fühlte sich gewaltig an. Meine erste bewusste Bewegung nach der Operation. Mir wurde schwarz vor Augen und ich versuchte einfach nur, etwas mehr Luft zu holen und mich auf das Fenster ungefähr zwei Meter vom Bett entfernt zu konzentrieren. Ich hatte fürchterliche Angst, mich jeden Moment übergeben zu müssen, und dass mein Bauchschnitt aufplatzen würde. Leider verstand ich erst später, warum ich solche Probleme beim Atmen hatte. Mein Hämoglobinwert war zu niedrig – das heißt, der Sauerstoffgehalt im Blut war viel zu gering. Deshalb hatte ich diese schlimme Atemnot. Eigentlich wurden bei Werten unter 8 bereits Blutkonserven gegeben. Die Ärzte wollten anscheinend abwarten, ob sich meine Werte von selbst erholen würden. Das war bei mir nach der OP leider nicht der Fall. Ich musste wohl bei der Operation zu viel Blut verloren haben. Ganz langsam ließ mich Michael wieder zurück ins Bett gleiten. Der kleine Akt heute war eine große Anstrengung für mich. Für einen normalen Menschen ist sich kurz vom Liegen aufzusetzen normal und nichts Besonderes. Schon lange hatte ich mich nicht mehr »normal« gefühlt.

Ich durfte leichte Sachen (Joghurt, Suppe usw.) essen. Herr Dr. Verginis nahm mir jeden Tag mehrmals Blut ab, um die Entzündungswerte zu prüfen, und für andere Tests. Sascha und Michael besuchten mich am Morgen und beide redeten, als ob nichts geschehen wäre. Ich sah Sascha heute das erste Mal nach meinem Eingriff und ich hatte das Gefühl, mein Sohn bemerkte gar nicht, wie schlecht es mir tatsächlich ging. War ihm das Ausmaß der Prozedur gar nicht bewusst oder hatte er die Situation verdrängt, um sich selbst zu schützen? Ich rang mit meinem Leben und war geschockt, wie »normal« mit mir umgegangen wurde. Herr Dr. Brauer, ein Neurologe, und eine Physio-Therapeutin kamen zu mir ins Zimmer. Beide schlugen vor, in ein paar Tagen auf einer Art Wasserbett hier im Krankenhaus meinen Rücken zu entlasten. Oder war das an einem anderen Tag? Ich hatte jegliches Gefühl für Raum und Zeit verloren. Am liebsten wollte ich nach Hause und aus der hilflosen Situation heraus. Michael und Sascha waren heute Abend nach dem Essen wieder in Kneipen unterwegs. Heute war ihr zweiter Abend Bar-Hopping. Gestern waren sie bereits in Düsseldorf unterwegs gewesen und heute Abend würden sie in Köln sein. Ich war nur froh, dass unser Sohn meinen Mann an diesem Wochenende ablenkte. Michael hatte mich in den letzten Monaten und besonders in den letzten Tagen nur leiden gesehen. Mein Mann sollte auf andere Gedanken kommen – da kam eine Kneipentour mit dem Sohn gerade richtig. Alles andere um mich herum war unwichtig. »Ich bin in einem Trauma und gefangen in meinem eigenen kaputten Körper.« Es fühlte sich an, als ob ich nicht mehr ich selbst war, und in einer riesigen Blase feststecke; von innen nach außen blickte. Obwohl ich mich in Mettmann so gut versorgt und aufgehoben fühlte, wusste ich in den ersten Tagen nach der OP, dass ich von hier aus noch einen langen und harten Weg vor mir hatte …

18. März, Sonntag

Frühmorgens machte jemand die Krankenzimmertür auf und später hörte ich im Untergeschoss einen Chor singen. Es klang durch alle Etagen und ich lag nur da und hörte zu. Ich fand es so lieb, dass Menschen an einem Sonntagmorgen ins Krankenhaus gingen, um für Kranke zu singen und Mitmenschen zu erfreuen. Mir liefen vor Rührung die Tränen hinunter und eigentlich war es das erste Mal nach meiner OP, dass ich bewusst weinte. Außer mit meinem Mann auf der Intensivstation, aber das war in Trance und sicher auch vor Schmerz und vor Erleichterung, dass mich Gott sei Dank keiner von der Familie so gesehen hatte. Sie waren alle über 500 Kilometer entfernt. Unser Sohn Sascha war dann noch kurz da und verabschiedete sich. Sascha hatte eine fünfstündige Autofahrt vor sich. Es schockierte mich, wie cool und gelassen er mit mir umging! Hallo?! Das war ungerecht! Ich hatte vor ein paar Tagen eine große OP! Ich fühlte mich unverstanden, nicht ernst genommen, hilflos und unwichtig. Diesen Mangel an Empathie verspürte ich oft. Zugegeben, man wurde auch etwas sensibel nach so einem Eingriff. Normalerweise hatte ich mein Leben immer ganz gut unter Kontrolle. Aber dieses Kapitel war anders – das wurde mir jetzt klar.

19. März 2018, Montag – Mein Hämoglobinwert ist im Keller – Emergency!

Heute musste ich mit dem Laufen beginnen, forderte Dr. Verginis. »Ich bin zu schwach dazu«, entgegnete ich meinem Oberarzt. Tobias, der Krankenpfleger, führte mich später langsam zum Bad und wollte mir auf den Stuhl vor dem Waschtisch helfen. Nur kurz sah ich mich zum ersten Mal nach meiner Operation im Spiegel. Ich war kreidebleich und weiß wie eine Wand. Ich sah aus wie der Tod persönlich. Danach wusste ich nichts mehr. Schlagartig wurde ich ohnmächtig und kippte um. Tobias fing mich Gott sei Dank in diesem Moment auf. Später wachte ich im Bett auf und eine blonde Schwester witzelte:»Ja, ja! Frau H. wollte nur wissen, wer heute Morgen alles Dienst hat.« Das komplette Stationspflegepersonal war bei meinem Kollaps in mein Zimmer geeilt. Ich rief Michael später mit dem Tischtelefon an. Meinem Mann erzählte ich, dass ich ohnmächtig geworden war und jetzt Bluttransfusionen bekommen sollte. Das hatte mir Herr Dr. Verginis gesagt. Während der Oberarzt mir die Blutbeutel angehängt hatte, hatte er kein Wort gesprochen. Sonst war er immer freundlich und gut gelaunt. Unser kleines Schwätzchen hatten wir immer genossen. Aber nicht an diesem Morgen. Dr. Verginis war angespannt, sprachlos und blass im Gesicht. Michael konnte nicht zusehen. Ihn nahm die ganze Situation – erst die OP und jetzt die Blut-konserven – sichtlich mit. Mein Hämoglobinwert lag unter fünf und ich hatte ganz einfach zu wenig Sauerstoff im Blut, als dass meine Organe richtig versorgt werden konnten. Ich sah das im Nachhinein ganz gelassen und dankte den Blut-spendern, dass sie mir das lebensnotwendige Blut gespendet hatten. Mein Leben wurde durch ihre Blutspende gerettet! In meinem Körper fließt seither nicht nur bayrisches, sondern von nun an auch nordrhein-westfälisches Blut.

20. März 2018, Dienstag

Zum Frühstück konnte ich von einer halben Semmel die Hälfte essen. Eigentlich hatte ich keinen Hunger wegen der permanenten Übelkeit. Der Bauch, die Wunde am Ober-schenkel und der Rücken taten mir weh. Wenn ich mich nur ein wenig auf die Seite drehen könnte, aber leider konnte ich bisher nur auf dem Rücken liegen. Ich versuchte immer, ein zweites, kleines Kissen etwas unter meinen Rücken zu schie-ben, um meine Position ein wenig zu verändern. Nachts war es schlimmer, wenn man nicht schlafen konnte vor Schmer-zen, während meine Zimmernachbarin friedlich und laut die ganze Nacht vor sich hin schnarchte. Heute telefonierte ich zum ersten Mal mit meinen Eltern. Ja, zwar nur kurz nach der Bluttransfusion, aber es war mir wichtig, dass sie ein Le-benszeichen von mir bekamen. Meine Stimme war noch leise und schwach, weil ich kaum Luftholen und atmen konnte und sich alles wund anfühlte. Es würde Monate dauern, bis sich mein Blut erholen würde. Das wusste ich heute noch nicht. Das wurde mir erst später von meinem Hausarzt ge-sagt, aber ich hatte Geduld. Es konnte von hier an nur noch besser werden – Semmelhälfte für Semmelhälfte.

Jeden Tag seit der Operation verspürte ich ein Gefühl der Dankbarkeit. Die Perspektive änderte sich schlagartig und man dachte wieder klein und in winzigen Schritten. Einfach auf der Bettkante sitzen für ein paar Sekunden, das war schon ein großer Erfolg für mich. Morgen würde ein neuer Tag beginnen und ich wollte einfach wieder langsam ins Leben zurückfinden. Das Gefühl war unbeschreiblich. Es fühlte sich fast wie ein kompletter Neubeginn an. Diese große Dankbarkeit verspüre ich heute noch. Ich bin jeden Tag seit dem Eingriff dankbar. Es hätte auch alles anders kommen können, aber ich war hier und das machte mich einfach nur glücklich. Ja, ich habe in dieser schmerzlichen Zeit eine andere Sichtweise auf das Leben bekommen.

21. März 2018, Mittwoch – Auf Entzug

An diesen Tag habe ich kaum eigene Erinnerungen. Fast alles musste mir mein Mann erzählen. Ich war auf Entzug. Der Zugang der Nadel im Rückenmark wurde am Morgen, eine Woche nach meinem Eingriff, entfernt. Es tat weh, aber was tat im Krankenhaus nicht weh? Ich war Schmerzen gewohnt. Meine Leitung zum Zauberstab wurde hiermit endgültig »gekappt«. Meine schnelle Morphium-Zufuhr war mit einem Schlag weg. Die Bauchschnittschmerzen wurden immer schlimmer, sodass ich kaum atmen konnte. Die Morphium-Tabletten, die mir am Morgen bereitgelegt wurden, wirkten nicht gleich. Nach einer Woche mit starken Schmerzmitteln im Blut spürte ich die Tabletten einfach nicht sofort. Der Entzug der ständigen Morphium-Dosis überkam mich brutal und mit unerträglichen Schmerzen wie eine riesige Welle. Ich klingelte nach der Schwester, was ich zuvor nicht gemacht hatte. Nur konnte ich diesen Schmerz gerade nicht mehr aushalten. Die einzige Narkoseärztin heute Morgen war in einer OP und nach ewig langen zwei bis drei Stunden spritzte sie mir dann gleich ein Mittel in den Schlauch am Hals. Mit so viel Morphium auf einmal, die Tabletten und die Spritze direkt in die Blutbahn, war ich danach sofort außer Gefecht gesetzt. Eine schlimme Übelkeit, heftiger Schwindel und eine Art Ohnmacht überfielen mich. Ich atmete sehr schnell und nahm alles wie im Nebel wahr; fiel auch immer wieder in einen Dämmerschlaf. Michael erinnerte mich später daran, dass ich doch jetzt am Nachmittag endlich meine Mittagssuppe essen sollte. Das war unmöglich! »Mir ist so schlecht. Ich esse sie später«, erwiderte ich schläfrig. Eigentlich sollte ich heute bereits zu laufen beginnen, dabei konnte ich nicht einmal meine Augen aufhalten. Ich war sauer auf mich und auch auf die Ärzte. Hätte ich früher diese Blutkonserven bekommen, wäre ich bereits am Montag, den 18. März 2018 auf die Beine gekommen und einen großen Schritt weiter. Die ältere Dame neben mir war schon am Montag, als ich die Konserven bekam, durch das Krankenzimmer geschlurft! Das hatte mich schon ein wenig entmutigt. Besonders meinem Mann wollte ich doch zeigen, dass es mit mir jetzt bergauf ging. Der kleine Rückschlag frustrierte mich sehr.

22. März 2018, Donnerstag – 1. Tag Laufen nach der OP

Noch im Nachhinein machte mir das Angst, was ich an diesem Tag erlebt hatte. Alles bekam eine andere Dimension, wenn man selbst betroffen war und nichts mehr funktionierte. Der Blasenkatheter musste nach einer Woche heraus und damit musste ich von nun an selbst auf die Toilette gehen. Es ging leider nur mit Hilfe und so schlurfte ich gebückt, eingehakt bei einer Schwester, wie eine 90-jährige alte Frau in das Krankenhaus-Badezimmer. Dabei war ich so erschöpft, dass ich mich gleich langsam im Bad hinsetzen und verschnaufen musste. Aber ich hatte es geschafft. Als ich an mir herunterschaute, stellte ich erschrocken fest, dass mein Unterleib, die Hüften und der operierte Oberschenkel stark geschwollen waren. Der komplette Bauchraum war vom vielen Wasser aufgedunsen. Ich passte kaum noch in meine Jogginghose hinein. Was war nur mit mir passiert? Ich war entstellt und fremd im eigenen Körper. Alles war verformt und verschoben wie bei Quasimodo. Was funktionierte eigentlich überhaupt noch richtig? Am Nachmittag telefonierte ich kurz mit meiner Schwester. Es war schön, Sibylles Stimme zum ersten Mal nach meiner Operation wieder zu hören. Ich war müde und schlapp. In der Brasserie Maximilians reservierte ich später telefonisch für unsere Familie Tische. Für unseren 30. Hochzeitstag am Sonntag, den 25. März 2018 trommelte ich unsere engsten Familienmitglieder zusammen. Mir war wichtig, dass Michael die Familie sieht, da er am nächsten Vormittag bereits zurück nach Hause fliegen musste. Unglaublich, was in den letzten Tagen alles passiert war. Am Abend war mein Bauch so mit Wasser aufgeschwollen und aufgebläht wie ein Hefeteig. Vor Sorge und weil ich wusste, dass das nicht normal war, klingelte ich nach der Schwester, ob bitte jemand nach mir schauen könnte. Gegen 20 Uhr kam Herr Dr. Al-Maqublah mit einem Ultraschallgerät herein. Er hatte die letzten Tage Urlaub und trotzdem war er gekommen. Als Erstes entfernte mein Arzt mir vorsichtig den Verband am Bauch. Was für ein Schock! Mit so einer riesigen Narbe hatte ich niemals gerechnet! Oh mein Gott! Mein ganzer Bauch war geöffnet und aufgeschnitten worden – vom Brustbein bis zum Schambein. Die buckelige und aufgequollene Narbe war 30 Zentimeter lang. Hinzu kam die circa 20 Zentimeter große Narbe an der Innenseite des linken Oberschenkels. Das war doch nicht ich?! Der Anblick war einfach schockierend. Alles war geschwollen, blutig, krustig und wulstig. Ich hatte leider als Folge der schweren OP eine größere Ansammlung an Wasser in der Lunge, ums Herz herum, am linken Oberschenkel, an der Hüfte und im gesamten Bauchraum. Deshalb musste ich gleich Wassertabletten einnehmen und laut meines Chirurgen mich auch etwas mehr bewegen und laufen. »Ich hatte Anämie«, versuchte ich einzuwenden. »Liebend gern wäre ich mehr gelaufen. Nur leider konnte ich vor Schwäche und zu wenig Sauerstoff im Blut nicht früher aufstehen«, dachte ich bei mir. Dabei war ich einfach froh, dass mein Kreislauf und meine Organe nicht versagt hatten bei dem niedrigen Hämoglobinwert. Ich hatte nur zwei Drittel Blut im Körper. Dann war ich gegen 21 Uhr vorsichtig, weil noch schwindlig und schwach, langsam aufgestanden, damit ich nicht umfiel und/oder ohnmächtig wurde. Die Aussage des Arztes nahm ich mir gleich zu Herzen und ich lief langsam am Geländer entlang auf meiner Station 4. Es war mir wichtig, dass es jetzt vorwärtsging und ich wollte ja bald wieder Kraft bekommen, auch wenn es sehr anstrengend und auch mühsam war. Verbissen versuchte ich die verlorene Zeit aufzuholen. Es tat mir leid, dass ich meinen Mann enttäuscht hatte und wegen der Blutarmut nicht schneller auf die Beine kam. Später konnte ich wieder nicht einschlafen. Ich schlief nachts kaum hier im Krankenhaus. Dafür döste ich tagsüber oder auch oft aus Erschöpfung ein. Ich lief nochmals wie eine Greisin gegen 22:30 Uhr vorsichtig an der Wand und dem Geländer entlang. Ungern wollte ich hinfallen, auch nicht wegen der großen Narben und weil ich einfach noch sehr zittrig auf den Beinen war. Die Narkoseärztin beobachtete mich durchs große Fenster und kam kurz zu mir herausgelaufen. »Sie haben aber ganz schöne Fortschritte gemacht«, sagte sie zu mir. »Danke!«, entgegnete ich. »Na ja, eigentlich krieche ich wie eine Schnecke oder schleiche gebückt wie eine uralte Frau«, dachte ich bei mir. Aber ich freute mich trotzdem darüber; ihre Aufmunterung tat mir gut! Nach all den vielen Arztbesuchen und Untersuchungen in Krankenhäusern in den letzten Jahren war diese Zeit in Mettmann wohl die schmerzlichste, aber auch die Zeit, in der ich mich am besten versorgt fühlte.

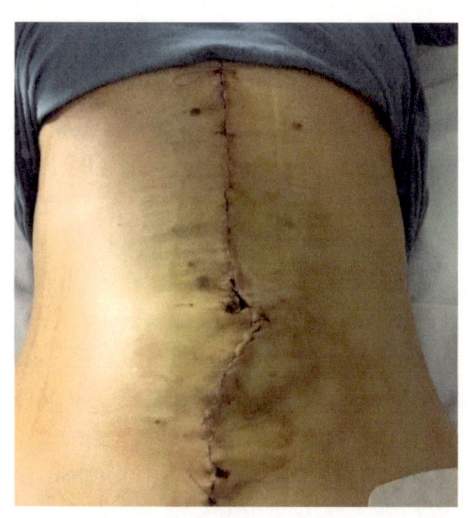

Bauchschnittnarbe nach acht Tagen

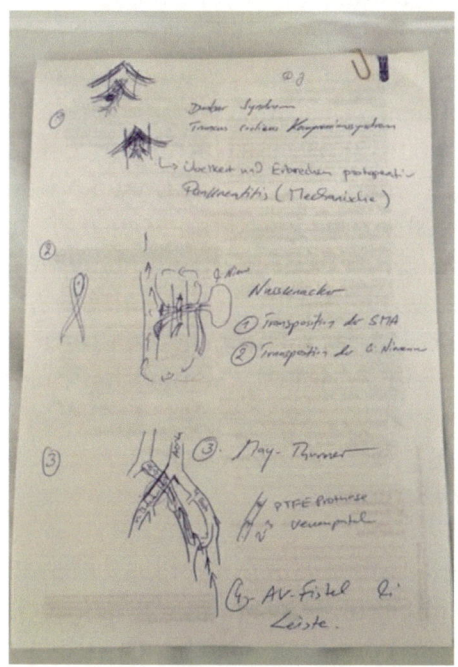

Skizze vom Oberarzt Dr. Al-Maqublah

23. März, Freitag

Nach dem Rat meiner Ärzte lief ich mit Michael als Begleitung heute Vormittag meine erste »offizielle Runde«: einmal um die ganze Station 4 herum. An der Wand entlang, weil dort ja ein Geländer angebracht war. Ich hatte meinem Mann stolz erzählt, dass ich gestern Nacht ein kleines Stückchen ganz allein gelaufen war. Michael nahm sich auf dem Weg einen Kaffee mit und ich legte mich danach wieder vorsichtig und erschöpft ins Bett. Die tägliche Körperpflege – eher eine Katzenwäsche – schaffte ich, so gut es ging, gerade selbst. Alles dauerte eine gefühlte Ewigkeit, aber somit kehrte ein kleines Stückchen Unabhängigkeit zu mir zurück. Meine Haare waren seit zehn Tagen ungekämmt und ein einziges Filzknäul. »Hoffentlich müssen meine Haare nicht ganz abgeschnitten werden«, dachte ich besorgt. Am Vormittag bat ich eine freundliche Schwester, wenn sie Zeit hat, meine Haare durchzukämmen. Sie nahm sich später wirklich an die 10–15 Minuten Zeit nur für mich. Ich erfuhr sehr viel Zuwendung, Fürsorge und Freundlichkeit in Mettmann. Kleine Gesten von Ärzten, Schwestern und Pflegern und auch Fremden. Wie die der Hotelmanagerin und der Restaurantbesitzerin an unserem ersten und einzigen gemeinsamen Abend in Mettmann. Ich war auf meiner Reise ganz vielen lieben Leuten begegnet. Das bedeutet mir sehr viel und das werde ich niemals vergessen.

24. März 2018, Samstag

Michael durfte mir meinen Kopf waschen. Buchstäblich! Wir hatten mit Prof. Dr. Sandmann besprochen, dass ich bereits morgen Vormittag nach Hause gehen durfte – was für eine großartige Neuigkeit! Da meine Blutwerte soweit in

Ordnung waren und das Wasser im Bauchraum auch leicht zurückgegangen war. Ich duschte heute zum ersten Mal nach zehn Tagen im Krankenhaus-Badezimmer. Mit Mühe konnte ich gebückt stehen, obwohl die Beine noch wackelig waren. Die Badezimmertür ließ ich angelehnt, falls ich stürzte. Der Badezimmer-Hocker gab mir etwas Sicherheit. Es fühlte sich so gut an, endlich wieder am ganzen Körper frisch zu sein. Mit der Waschlappen-Wäsche fühlte man sich einfach nicht richtig sauber.

Leider funktionierte die Verdauung seit der Operation überhaupt nicht mehr und man musste mit einem Abführmittel nachhelfen. Mein Verdauungssystem hatte seit Jahren, oder wie die Ärzte sagten, noch nie richtig gearbeitet. Ich musste einfach viel Geduld mit meinem »fremden Körper« haben. Herr Dr. Brauer, der Neurologe, hatte mir bei seinem Besuch Movicol empfohlen, da ich mit meiner großen Wunde unmöglich drücken konnte. Bis heute war dieses Gleitmittel ein guter Begleiter, das nicht abhängig machte und auch Mineralstoffe nicht ausschwemmte. Heute lief ich mit Michael dreimal um die ganze Station. Hatte ich das wirklich geschafft?! Ja bravo! Es ging jeden Tag ein wenig besser. Auf unserem Weg trafen wir einen kleinen, etwa sechs- bis siebenjährigen Jungen, der im Rollstuhl saß. Wir hatten ihn schon vorher mehrmals gesehen und leider war er immer allein und blickte meist traurig aus dem Fenster hinaus. Manchmal sang der Bub auch vor sich hin – das berührte uns immer sehr! Sein Fuß war eingebunden und später erfuhren wir, dass er in Afghanistan, seinem Heimatland, angeschossen wurde und hier in Mettmann bereits mehrmals operiert worden war. Da er keine Familie hier bei sich hatte, schenkten wir dem kleinen Patienten ein »Yps-Heftchen« zum Anschauen und Basteln. Meine kleine Taschenlampe gab ich ihm später dazu. Betreut wurde der Bub von den Evangelischen Schwestern; er war also nie ganz allein hier in Deutschland. Angestrahlt hatte er uns mit seinen glitzernden Augen nach der kleinen Überraschung. Unsere Sprache verstand der Junge leider nicht. Aber ein Lächeln wurde in jeder Sprache verstanden. Wir holten wieder Tee für mich und den guten Kaffee für Michael. Der starke Kaffee in Mettmann war sicherlich das einzige Mittel, das Michael den ganzen langen Tag über im Krankenhaus wachhielt. Da er eigentlich um Krankenhäuser einen großen Bogen machte. Was für eine schmerzliche und emotionale Zeit das hier für uns beide doch war. Ich hatte mich in die Hände von meinen Chirurgen fallenlassen. Auch wollte ich dieses Gefühl der Hilflosigkeit, der Isolation und des »Feststeckens in einem Teufelskreis« endlich durchbrechen und beenden. Der erste Schritt war getan.

25. März 2018, Sonntag (Unser 30. Hochzeitstag!)

Eigentlich war ich zu schwach für die sechs Stunden Autofahrt. Trotzdem war ich bereit, mit Michael nach Günzburg zu meiner Familie zu fahren, um dort Kraft zu schöpfen und endlich gesund zu werden. Zu Hause in Fountain Inn hatte ich eine schöne Glückwunschkarte für Michael vorbereitet und die gebe ich frühmorgens meinem Schatz. 30 Jahre Ehe, das war schon etwas! Gern hätte ich heute richtig gefeiert – das war leider gerade nicht möglich. Darum hatte ich unsere Lieben zu einer kleinen, spontanen Familienfeier oder Familienzusammenkunft um 19 Uhr in die Brasserie Maximilians auf dem Günzburger Marktplatz eingeladen. Michael brachte etwas Süßes und Dankeschönkarten für die Ärzte und Schwestern zum Abschied mit. Wir beide waren erleichtert und allen unendlich dankbar. Von meinem Professor konnte ich mich leider nicht mehr persönlich verabschieden. Er wollte zwar gestern Abend noch auf mein Zimmer kommen. Wie ich hörte, gab es aber einen Notfall und danach war es ihm sicherlich schon zu spät, mich zu besuchen. Aber Michael hatte sich ja am Tag zuvor bei Prof. Dr. Sandmann herzlich bedankt! Die letzten IV-Nadeln wurden jetzt entfernt und Dr. Verginis kam, um die Fäden zu ziehen. Ich meine, angenehm war so etwas nie. Aber den in 3 x 10 cm großen Sektionen aufgeteilten »Anglerdraht«, den ich in meiner Bauchdecke und dazu im linken Oberschenkel hatte, zu entfernen, würde sicherlich kein Spaziergang werden. Ich war danach richtig sauer auf den Oberarzt Dr. Verginis, weil er mir auch vorher hätte sagen können, dass es ziemlich wehtun würde. Es fühlte sich an, als ob er meine frisch operierte Bauchdecke wieder aufriss. Eine Schwester stand neben mir und ich drückte fest ihre Hand, weil Michael die Prozedur filmen wollte. Bis es meinem Mann selbst schlecht wurde und er daraufhin das Zimmer verlassen musste, weil an meiner frischen Wunde so gezogen wurde und ich mich vor Schmerzen aufbäumte. Da hatte sich der nette griechische Gefäßchirurg am Ende sehr unbeliebt bei mir gemacht. Auch wenn er natürlich nur seine Arbeit oder Pflicht getan hatte. »Die sollen erst einmal selbst durch diesen Eingriff hindurch«, fuhr es mir durch den Kopf. Oft schmerzte schon ein tiefer Schnitt am Finger. Es würde lange dauern, bis alles verheilt war. Natürlich auch die inneren Wunden im Bauchraum und am linken Bein. Ich bekam dann später ein Medikamenten-Paket mit Xarelto (Blutverdünner) und Schmerztabletten, die CT-DVD und den Krankenhaus-Brief von Dr. Verginis mit nach Hause. Zum Abschied umarmten wir uns vorsichtig und überreichten den Schwestern und Herrn Dr. Verginis eine

Dankeschönkarte und eine Spende für die Kaffeekasse und Nascherien. Eine große Erleichterung machte sich in mir breit, das Krankenhaus nach zwei Wochen endlich zu verlassen. Aber ich fühlte auch wieder diese große Dankbarkeit für die liebe, fürsorgliche und professionelle Betreuung und Pflege in den letzten zwei Wochen. Ich verließ das Krankenhaus mit einem Lächeln und natürlich auch mit einer großen Ungewissheit. Gegen 11 Uhr waren wir vom EVK in Mettmann aus losgefahren und (mit einer Jacke im Rücken und an der Tür als Polster, da ich noch nicht so gut und lange sitzen konnte) bis nach Günzburg in circa sechs Stunden ohne Pause durchgefahren. Ich hatte mich dann gleich zu Hause angekommen hingelegt. Um 18:30 Uhr brachen wir langsam zu unserem Familientreffen auf. Unser Sohn Sascha war von Horb im Schwarzwald extra zum Abendessen dazugekommen – was mich natürlich sehr freute! Die kleine Party machte mich froh und glücklich, aber ehrlich gesagt war es mir viel zu anstrengend. Nach einer halben Stunde hätte ich mich wieder erschöpft hinlegen können. Mit der großen Narbe konnte ich einfach kaum ein paar Minuten sitzen. Trotzdem wollte ich durchhalten und mir nichts anmerken lassen. Das wollte ich einfach auch nur für Michael tun, weil er so tapfer im Krankenhaus bei mir durchgehalten hatte. Und ich wollte meiner Familie zeigen, dass ich in Ordnung war. Auch wenn das so kurz nach der OP nicht stimmte. Dafür hatte ich eine extra Schmerztablette eingenommen und gegen 21 Uhr verabschiedeten wir uns schließlich von der Familie. Gegen 21:30 Uhr waren wir zu Hause und dann gab es zur Feier des Tages auf dem Sofa ein kleines Sektglas – auf 30 abenteuerliche und verrückte Ehejahre.

Herzlichen Glückwunsch, Michael!

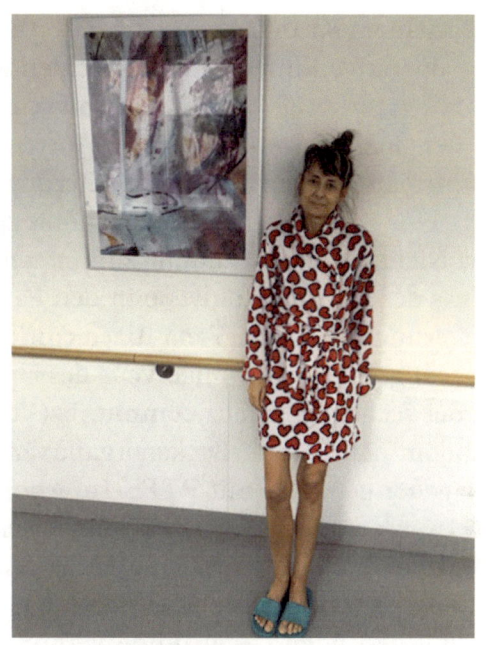

10 Tage nach meiner OP

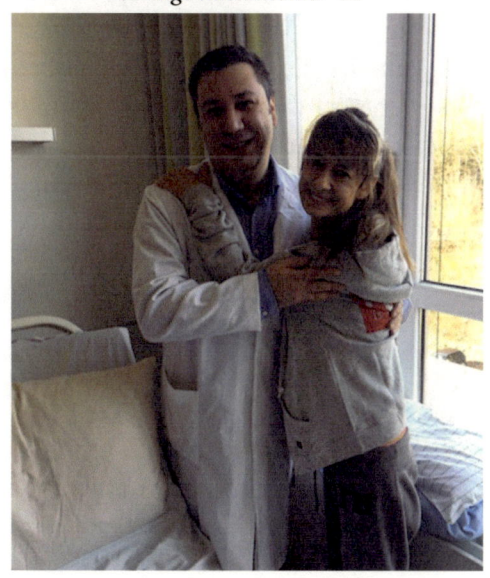

Verabschiedung von Dr. Verginis

Auszug aus meinem Krankenhaus-Brief:
Resektion = operative Entfernung des rechten Zwerchfell-
bandes sowie Resektion des **Ligamentum arcuatum** (Seh-
nenbogen, der den **Hiatus aorticus** = Aortenschlitz, im
Zwerchfell umspannt). Venenpatch-Erweiterung der linken
Vena renalis (eine paarige Vene der Bauchhöhle zum Blutab-
fluss aus den Nieren) an der Mündung zur unteren Hohlvene
unter Einfluss der unteren Hohlvene in den Patch. Venenpatch-Erweiterung der linken **Vena iliaca communis** (eine
große, paarig angelegte großlumige Vene des Unterbauchs).
Elongation der rechten **A. iliaca communis** (Verlängerung
der Aorta abdominalis, die die Beckenorgane versorgt), auch
Beckenschlagader genannt, mit **PTFE-Interponat** (Durch
Interponate werden Gefäße ersetzt. Diese werden ober-
halb und unterhalb abgeklemmt und längs geöffnet. Das
erkrankte Blutgefäß wird teilweise entfernt, das Interponat
dann mit dem gesunden Gefäß-Ende verbunden. Große
Gefäße werden durch PTFE-Kunststoffprotesen ersetzt, klei-
nere durch körpereigene Venen). Entnahme der **V. saphena
magna** (diese Vene ist die größte, oberflächliche Hautvene
am Bein, diese versorgt die unteren Extremitäten) aus dem
linken Oberschenkel. Arteriovenöse Fistel linke Leisten-
beuge. Entfernung des entzündlichen Nervengeflechts.

26. März 2018, Montag

Michael musste heute leider mit gemischten Gefühlen zurück in die USA fliegen und ich war sehr traurig darüber. Wie würde es jetzt ohne meinen Mann nur weitergehen? Eine lange und beschwerliche Genesung stand mir in meiner Heimat noch bevor, das wusste ich. Eigentlich war ich körperlich total hilflos und schwach, konnte meinen Körper gerade ins Badezimmer schleppen und mich dann wieder aufs Sofa legen. Schlafen konnte ich kaum vor Schmerzen, auch weil ich weiterhin nur in einer Position auf dem Rücken liegen konnte. »Ich muss zu Dr. W., unseren Hausarzt, gehen«, dachte ich und hoffte auf eine Physiotherapie, um bald ein bisschen beweglicher zu werden.

1. April 2018, Sonntag

Heute war ich mit unserem Sohn Sascha zum Mittagessen bei meinen Eltern eingeladen. Das Essen bei meiner Mama schmeckte mir einfach am besten und war zugleich Balsam für meine Seele. Heute Morgen hatte ich bemerkt, dass noch drei Knoten von den bläulichen Fäden in meiner Bauchdecke steckten. Ich hatte bisher vermieden, die große Naht zu berühren. Die Knoten saßen fest. Ich hatte es zwar mit einer Pinzette versucht, sie selbst zu ziehen und zu lockern, bevor sie in die Wunde einwuchsen. Leider hatte es sofort stark geblutet. »Wirklich? Das auch noch!«, stellte ich verwundert fest. Sascha fuhr mich nach dem Mittagessen sofort ins nahe gelegene Krankenhaus. Wir mussten nicht lange warten und wurden nach unserer Ankunft in ein Behandlungszimmer geführt. Dort hatten wir eine »unheimliche Begegnung« mit dem dortigen Bereitschaftsarzt. Hier sollte ich die Geschichte wahrscheinlich lieber für mich behalten. Wunderlich für mich und Sascha waren diese 30 Minuten allemal. Als der Arzt zur Tür hereintrat, beförderte es ihn gleich mit einem Satz hinter die Tür in die Ecke. Wir dachten, dass er betrunken war, und schauten uns nur mit großen Augen fragend an. Es konnte natürlich auch sein, dass er bereits Nachtdienst hatte und nach vielen Arbeitsstunden einfach nur müde oder erschöpft war. Im Nachhinein hätten wir ihn darauf ansprechen sollen, ob es ihm gut ging. Aber dazu waren wir in dieser Situation zu geschockt. Großes Vertrauen hatte ich ehrlich gesagt nicht mehr zu diesem Arzt in dem Moment. Mit zitternden Händen gelang es ihm mit einer sterilen Schere, einen Knoten zu öffnen und zu entfernen. Den obersten Knoten – den am Brustbein – konnte er dann endlich ziehen. Die beiden anderen Knoten saßen so fest und der Arzt hatte es nicht geschafft, sie durchzutrennen. Trotz viel Mühe musste er weitere Versuche abbrechen. Mein Sohn und ich waren erleichtert, endlich das Zimmer verlassen zu können. Ich hoffte nur, dass dieser Arzt sich nach unserer Behandlung hingelegt oder wenigstens keine weiteren gefährlichen Aktionen mit Operations-Scheren und Pinzetten unternommen hatte?!

2. April 2018, Montag

Meine Schwiegermutter Gerlinde hatte mich heute Morgen zu meinem Hausarzt Dr. W. gefahren. Mit großer Anstrengung bewegte ich mich langsam die steile Treppe zum Eingangsbereich hoch. Die Arzthelferin begleitete mich in den ambulanten Raum und half mir auf eine Bahre. Die zwei restlichen festsitzenden Knoten mussten gezogen werden. »Das kann wehtun«, erklärte Herr Dr. W. kurz. »Sie sind der Einzige, der das machen darf«, erwiderte ich daraufhin. Endlich wurden die zwei restlichen Knoten entfernt; der unterste hatte bereits zu eitern begonnen, saß tief und fest in der Haut. Der letzte war auf der Höhe des Bauchnabels. Gezwickt und gepiekt hatte es ehrlich gesagt schon, weil sie bereits etwas in die Haut eingewachsen waren und festsaßen. Das Wichtigste war, endlich die Fäden aus meinem Körper zu haben. Wegen meines niedrigen Hämoglobinwertes und zur Eisen- bzw. zur erneuten Blutbildung bekam ich zusätzlich hoch dosierte Folsäure, Vitamin B12 und Eisenpräparate von Dr. W. verschrieben. Die starken Schmerztabletten tauschte Dr. W. gegen bittere, übel schmeckende und riechende Tropfen aus. Die Tropfen vertrug ich wegen vorheriger Schleimhautentzündung und der Magengeschwüre besser als die Tabletten. Das Atmen fiel mir immer noch schwer. »Es dauert circa sechs bis acht Wochen, bis sich neues Blut gebildet hat«, erklärte mir Dr. W. Wie jeden Tag aß ich zur Blutbildung Bananen zur Unterstützung. Mein Appetit kam langsam auch wieder zurück. Sicher lag es an den Kochkünsten meiner Mama. Ich hatte ganz vergessen, wie gut eine frische Butterbrezel oder das gute, selbstgekochte Mittagessen von meiner Mama in der Heimat schmeckte. Ich sollte nur mehrere kleine Mahlzeiten zu mir nehmen und musste dabei gut und lange kauen. Mein Verdauungssystem musste erst lernen, wieder normal zu arbeiten, was es laut meinem Professor zuvor nie getan hatte. Aber ich hatte Geduld. Diese winzigen Schritte nach vorne taten mir unendlich gut und spornten mich an. Gerade ging es mir nur darum, mir wieder selbst die Haare waschen zu können oder langsam 50 Meter im Garten zu laufen. Ganz banale Dinge für jeden. Für mich war alles noch sehr anstrengend, aber es ging endlich in die richtige Richtung.

25. April 2018, Mittwoch

Ich vermisste meinen Mann und unsere Dobermann-Hündin Lucy sehr. Gerade in diesen Situationen konnte ich mich auf Michael hundertprozentig verlassen. Wir stehen uns sehr nahe. Verhalten uns eigentlich nach 35 Jahren manchmal noch wie frisch verliebte Jugendliche und suchen immer die Nähe zum anderen. Einer von uns beiden war immer stark und für den anderen da. Wir geben einander ein Gefühl der Geborgenheit und Sicherheit.

Touch me, feel me, heal me! »The Who«

Eine Woche vor dem AV-Fistel-Verschluss musste ich den Blutverdünner Xarelto absetzen. Einen Termin für das Ziehen der Fistel vereinbarte ich telefonisch mit dem Sekretariat von Herrn Prof. Dr. Sandmann in Mettmann. Auch weil sich in meiner Heimat leider niemand an den AV-Fistel-Verschluss herantraute, nicht einmal die Gefäßchirurgie im ZK Augsburg. Der Termin war kommende Woche Donnerstag, den 3. Mai 2018 und ich sollte gegen 13:30 bis 14 Uhr in Mettmann sein. Etwas Lustiges war mir heute Vormittag schon passiert: Als ich einen »frischen« BH aus meinem Koffer anziehen wollte, fiel mir ein kurzes schwarzes Haar auf. Das Haar war von Lucy und ihre Haare waren irgendwie überall bei uns zu Hause verstreut. So gut man auch versuchte, alles sauber und ordentlich zu halten. Wenn ein Hund mit im Haushalt lebte, hinterließ er eben auch seine Spuren. Aber dieses winzige schwarze Haar von meinem Hund brachte mich heute zum Lachen! Das war eine kleine Botschaft von Lucy und auch vom weit entfernten Zuhause.

2. Mai 2018, Mittwoch

Heute fand eine weitere Blutuntersuchung bei meinem Hausarzt, Herrn Dr. W., statt. Meine Lipase- und Amylase-Werte waren hoch und er war beunruhigt. Die Bauchspeicheldrüse schien entzündet zu sein. Später erfuhr ich von meinem Chirurgen, warum die Pankreas (Bauchspeicheldrüse) verrücktspielte. Bei der Operation musste das Organ für einen längeren Zeitraum abgedrängt werden, damit Herr Prof. Dr. Sandmann die komprimierte Stelle an der Bauchschlagader von den Zwerchfellbändern befreien konnte. Die Bauchspeicheldrüse war seiner Meinung nach »beleidigt« und von dieser mechanischen Entzündung stammten die hohen Amylase- bzw. Lipase-Werte. Der normale Lipase-Wert sollte unter 60 liegen; mein aktueller Wert war 500, also besorgniserregend, und so wurden regelmäßige Kontrollen angeordnet. Das Rezept für die Physiotherapie nahm ich gleich mit. Zur Physiotherapie durfte ich bereits diese Woche am Freitag das erste Mal kommen und ich freute mich schon darauf. Hoffentlich konnte mir jemand mit meinen belastenden und nervenden Rückenschmerzen, die lästige Begleiterscheinungen der Bauchspeicheldrüsenentzündung waren, helfen! Der Termin zum AV-Fistel-Verschluss war schon morgen um

13:30 Uhr in Mettmann. Ich bereitete bereits heute Abend Decken, Thermoskanne mit Tee für Sabine und mich, jeweils zwei Bananen und belegte Brötchen für die lange Fahrt vor. Wir fuhren mit dem Audi A3 von Sascha und noch war ich gelassen. Was sollte schon Großes auf mich zukommen?

4 Der Weg zurück ins Leben

3. Mai 2018, Donnerstag

Gegen 7 Uhr morgens fuhren wir los. Meine Schwägerin Sabine und ich fuhren zusammen von Günzburg nach Mettmann ins Evangelische Krankenhaus nach NRW. Wir legten zwei kurze Pausen ein und gegen 13:20 Uhr kamen wir pünktlich am Krankenhaus in Mettmann an. Ich zeigte Sabine die Kapelle im Eingangsbereich, weil ich mir nicht sicher war, ob ich nach dem Eingriff noch fähig war, dort hinzugehen. Der Eingriff, der Verschluss der AV-Fistel unterhalb der linken Leiste, war für 14 Uhr geplant. Ich wurde nach einem kurzen Gespräch mit Herrn Dr. Verginis in ein Behandlungszimmer geführt und sollte mich auf eine Bahre legen. Dr. Al-Maqublah war hinzugekommen und ich war nun ein wenig verunsichert, was jetzt folgen würde mit beiden Oberärzten im Behandlungszimmer. Ich musste still liegenbleiben und durfte mich die nächsten zwei Stunden nicht bewegen, wurde mir erklärt. Beide Ärzte zogen dann gleichzeitig und ruckartig ohne Vorwarnung an beiden Enden der bläulichen »Anglerschnur«, die meinen Arterien- und Venenzusammenschluss abbinden und somit verschließen sollten. Dr. Verginis stand links, Dr. Al-Maqublah rechts neben mir. Später während der Reha fand ich heraus, dass die AV-Fistel eine mögliche Thrombose im operierten Bauchbereich verhindern sollte. Während meiner OP wurden sowohl einige Venenteile aus dem linken Oberschenkel entfernt und im Bauchraum, als auch mehrere PTFE-Transplantate (Interponate) als Venenersatz an den komprimierten Stellen wiedereingesetzt. Durch die AV-Fistel zusammen mit dem Blutverdünner wurde eine Verklumpung innerhalb der operierten Venen und somit eine Thrombose verhindert. Die zwei Fäden ragten seit meiner OP ca. 10–15 Zentimeter aus meiner Leiste heraus. Damit war ein ambulanter AV-Fistel-Verschluss heute von »außen« möglich und eine weitere Operation konnte somit verhindert werden. Während des ruckartigen, gleichzeitigen Ziehens der Fäden von beiden Ärzten fuhr es mir durch das linke Bein wie ein Blitz. Ich war erschrocken und wusste gar nicht, was gerade mit mir geschah. Die Schmerzen an der Leiste waren brutal und zogen sich durch das gesamte linke Bein bis in meinen Fuß hinunter. Ich klammerte mich mit meinen Händen an beiden Seiten der Bahre fest, um nicht vor Schmerz laut aufzuschreien. »Mir explodiert gerade mein Fuß. Oder hatten die beiden Ärzte mein Bein amputiert?«, dachte ich entsetzt. Das Blut pumpte wie verrückt und im gleichen Moment fühlte es sich an, als ob es gefror. Ich lag starr wie eine Leiche da und konnte und sollte mich nicht bewegen. So musste sich eine Amputation durch Abbinden anfühlen. Der kalte Schweiß lief mir aus allen Poren und ich versuchte, mich zitternd nur auf meine Atmung zu konzentrieren. Das tat ich immer, wenn Schmerzen kaum auszuhalten waren. Mir wurde wieder schlecht und schwindelig. Alles drehte sich und ich war der Ohnmacht nahe. Warum hatte mir denn niemand eine Lokalanästhesie gegeben oder mich wenigstens vor dem schmerzlichen Eingriff gewarnt? War mein Schmerzempfinden mit meiner vorhergehenden OP etwa sensibler geworden? Nein! Es tat einfach wahnsinnig weh! Hätte ich wählen können, hätte ich ohne Zögern eine OP mit Narkose und eine Woche Krankenhausaufenthalt bevorzugt. Jetzt musste ich zwei Stunden still, ohne mich zu bewegen, auf der Bahre liegen bleiben. Die beiden Oberärzte verließen das Behandlungszimmer und die Zeit schien nicht zu vergehen. Ich war allein. Auch hätte ich gerade nicht reden wollen und können. »Hoffentlich ist alles bald vorbei und die Schmerzen lassen irgendwann nach.« Mein ganzer Körper fing nach ungefähr einer Stunde unkontrolliert und heftig zu zittern an, aber ich konnte nichts dagegen machen. Ich versuchte, ruhig zu bleiben, und konzentrierte mich wieder auf meine Atmung. Aber es hörte nicht auf; das Zittern wurde immer schlimmer und ich war klitschnass geschwitzt. »Hoffentlich bekomme ich keinen Kreislaufkollaps«, dachte ich immer wieder. Zu den pochenden Schmerzen kam meine Angst, jeden Moment in Ohnmacht zu fallen. Irgendwann kam mein Chirurg, Herr Prof. Dr. Sandmann, überraschenderweise ins Zimmer. Er wollte nach mir schauen, weil die Schwester besorgt war und nach ihm gerufen hatte. Es schien seiner Meinung nach alles soweit in Ordnung zu sein. Es war auch schön, ihn kurz wiederzusehen, nur hatte ich gerade keine Ambition, mich mit meinem Chirurgen nett zu unterhalten. Innerlich kochte ich vor Wut und wurde gerade wieder von diesem Ärzte-LKW überfahren! Ganz einfach hatte ich, meiner Meinung nach, bereits genug gelitten die letzten Monate. »Irgendwann wird und muss das doch endlich aufhören?«, dachte ich immer wieder bei mir. Nachdem die zwei Stunden stillliegend endlich vorüber waren, meinten die Ärzte, dass ich Schmerzmittel die nächsten Tage nehmen solle und die Behandlung somit abgeschlossen sei. Heilen musste es von selbst. Sabine brachte mich dann mithilfe eines Rollstuhls ans Auto, da ich beim besten Willen den Weg zum Auto humpelnd nicht geschafft hätte. Es war jetzt gegen 16:30 Uhr und nach einem schnellen Kaffee fuhren wir sieben lange Stunden nach Hause. In der einzigen, kleinen Pause war ich im Auto sitzen geblieben. Ich musste zwar auf die Toilette, konnte mich aber vor Schmerzen und heftigem Pumpen im Bein nicht bewegen. Die starken Tropfen gegen meine Schmerzen hatte ich glücklicherweise mit dabei und auch zwei- bis dreimal während der Fahrt eingenommen. Die Tropfen halfen aber leider in diesem Fall nicht. Da auf der A3 Stau war, waren wir erst gegen 23:30 Uhr zurück in Günzburg. Was für ein Horror-Tag!

4. Mai 2018, Freitag

Mein linker Fuß war geschwollen und schmerzte und das Knie am linken Bein war dazu noch taub. Sogar einen Eisbeutel spürte ich nicht einmal. Da ich kaum mit dem linken Fuß auftreten konnte, humpelte ich ganz vorsichtig im Haus herum. Aber auch da knickte ich immer wieder ein. Ich hatte kein Gefühl im linken Fuß und somit auch keine Kontrolle. »Mein Körper ist ein totales Wrack«, kam es in mir hoch. »Alles ist außer Kontrolle!« Das frustrierte mich und machte mich auch traurig. Michael war weit weg und ich fühlte mich allein und verlassen. Wieder steckte ich in einem Sumpf und der ambulante Eingriff war wieder einmal ein Rückschlag und ein Schritt zurück statt nach vorn. Wo war denn der positive Mensch geblieben? Der war wohl irgendwo auf der Strecke liegen geblieben und konnte gerade nicht aufstehen …

6. Mai, Sonntag

Ich war schwach, sollte aber laut den Ärzten mehr laufen, um mehr Kraft zu bekommen und auch, um die Schwellung am Bein in den Griff zu bekommen. Ich schaffte es gerade zu dem Gemüsebeet, das an unseren Garten angrenzte. Natürlich wäre ich gern längere Strecken gelaufen, aber ich musste es ja auch noch zurück ans Haus schaffen. Wie so oft wollte der Kopf mehr, als zu was der Körper fähig war! Wie hilflos ich mich damals fühlte und wie enttäuscht ich von mir selbst war, erzählte ich niemandem. Solange alles normal funktionierte, dachte man auch nicht darüber nach. Erst wenn einem nichts mehr oder nur mit großer körperlicher Anstrengung gelang, honorierte man anscheinend einen gesunden Körper. Es dauerte Wochen, bis sich der Hämoglobinwert in meinem Blut langsam verbesserte. Trotz hoch dosiertem Eisen, Vitamin B12 und Folsäure. Das Atmen fiel mir schwer, als ob ein Gorilla auf meinem Brustkorb gesessen hätte. Auch wenn mein Allgemeinbefinden jetzt schon etwas besser geworden war. Man meinte, die OP war vorbei und jetzt sollte doch alles gut sein – laut Herrn Prof. Dr. Sandmann konnte die Heilung neun bis zwölf Monate oder länger dauern. Das klang wie eine Ewigkeit und das war es auch wirklich! Aber nach Jahren mit schrecklichen Schmerzen, Übelkeit, Schwindel, Schwäche und Verdauungsschwierigkeiten würde ich das jetzt auch noch schaffen. Ich wollte nach Hause zu meinem Mann Michael und zu Lucy, unserem Hund. Gleichzeitig war ich froh, dass ich gerade in der Heimat von meiner Familie und Freunden so lieb aufgefangen wurde. Es tat gut und lenkte mich auch von negativen Gedanken ab. Der große Bauchschnitt und das linke Bein schmerzten trotzdem noch heftig; auch mit starken Schmerzmitteln war es manchmal kaum erträglich. Hinzu kam, dass ich bis jetzt noch kein Gefühl im linken Knie wegen des Fistelverschlusses hatte und ständig beim Laufen zusammensackte. Der Rücken schmerzte, weil ich mich den ganzen Tag über verkrampfte und auch noch immer nicht auf die Seite drehen konnte – »Wie komme ich nur aus dieser Hölle wieder heraus?«, fragte ich mich. Leider hatte ich auch wegen der Prozedur der letzten Tage statt zuzunehmen wieder zwei Kilogramm abgenommen. Ich konnte nur sehr kleine Portionen essen. Weniger Gewicht bedeutete dann wiederum mehr Schmerzen, weil sich wieder kaum Fett zwischen den Organen befand, um zu polstern und zu schützen. Mehr Schmerzen bedeutete weniger Nahrungsaufnahme – ein Teufelskreis. Meine Übelkeit war dafür etwas leichter, trotzdem fühlte ich mich ständig schwach und schwindelig. Kleinigkeiten wie duschen, Haare waschen oder mich an- und ausziehen strengten mich immer noch an. Sicher spielte die Bauchspeicheldrüsenentzündung auch eine große Rolle dabei. »Heilen braucht Zeit«, stellte ich fest und ich wollte ja am liebsten ganz schnell wieder gesund werden. Zum Glück hatte ich mittlerweile gelernt, Geduld mit allem und auch mit mir selbst zu haben.

7. Mai 2018, Montag

Gleich am frühen Morgen rief ich in der Reha in Isny im Allgäu an und fragte nochmals nach, ob eventuell jemand abgesagt hatte. Bisher hatte ich nach sechs Wochen noch keine Zusage bekommen. Wieder erreichte ich, wie die Tage zuvor, niemanden und hinterließ deshalb eine Nachricht. Aber schon nach ca. 30 Minuten rief mich das Sekretariat überraschenderweise zurück. Ich könne gleich morgen meine Reha starten, weil jemand heute Morgen abgesagt habe. Was für ein Glück! Hartnäckigkeit zahlte sich aus! Ich müsste mich nur sofort entscheiden, ob ich die Reha morgen antrete oder nicht. Nachdem ich meinen Vater gefragt hatte, ob er mich nach Isny ins Allgäu fahren könne, sagte ich zu. Alles würde gut werden! Endlich ging es los! Sechs Wochen habe ich darauf gewartet und eigentlich wollte ich jetzt langsam nach Hause in die USA. Nur ging es mir körperlich nicht besonders gut und eine Reha würde mich sicherlich gesundheitlich etwas voranbringen. Es war zwar schade, dass es so lange gedauert hatte, bis ich bei der Reha angenommen wurde, aber eine Woche früher hätte ich ehrlich gesagt noch gar keine Kraft gehabt, diesen neuen Abschnitt anzutreten.

8. Mai, 2018, Dienstag, 1. Reha-Tag

Mein Vater fuhr mit mir heute gegen 10 Uhr morgens nach Isny ins Allgäu. Kurz vor Mittag waren wir da und ich konnte gleich an der Einführung teilnehmen. Das Zimmer war hell und freundlich mit Balkon und Aussicht auf einen kleinen Park. Das eigene Badezimmer mit WC war mir persönlich am wichtigsten. Gerade bei meinen Verdauungsproblemen erleichterte ein separates Badezimmer meinen Aufenthalt. Das Arztgespräch hatte ich am Nachmittag nach der Orientierung im 3. Stock bei einer Ärztin. Nach einer kurzen Befragung und Untersuchung meinte sie, dass sich der Oberarzt das linke Knie noch einmal anschauen müsse. Kein Reflex am linken Knie, höchstwahrscheinlich war der Nerv verletzt oder eingeklemmt worden, war dann seine Diagnose. Und nein, das sei nicht normal, nachdem ich nachgefragt hatte. Das war sicherlich ein Nebeneffekt von dem AV-Fistel-Verschluss in der letzten Woche. Ich erwähnte, dass ich seit dem 3. Mai kein Gefühl und eine Taubheit im linken Knie und im Unterschenkel hatte. Auch die Telefonnummer von Dr. Al-Maqublah teilte ich Dr. T., dem Stationsoberarzt und Kardiologen mit, um sich mit einem meiner Chirurgen auszutauschen. Später wurde ich in die Zentralstation gerufen. Man sollte die Fäden unbedingt sofort ziehen, laut Anweisung des Oberarztes in Mettmann. Nicht, dass der Nerv dauerhaft geschädigt würde oder geschädigt bliebe. Es waren aber erst fünf Tage nach dem Eingriff vergangen und die Fäden sollten eigentlich laut den Ärzten erst nach sieben Tagen entfernt werden. Alle anschließenden Versuche von Herrn Dr. T., die herausstehenden Fäden mitsamt dem Knoten zu ziehen, missglückten. Ich hätte ehrlich gesagt an die Decke springen können, so fuhr es mir in die Leiste! Leider konnte Dr. T. nichts bewegen und deshalb wollte er mich ins Krankenhaus in Ingolstadt einweisen lassen. Da dort am frühen Abend leider kein Gefäßchirurg mehr zur Verfügung stand, schickte mich Dr. T. ins Ravensburger Krankenhaus, in die Gefäßchirurgie zu Herrn Dr. Remmele. Mit dem Krankenwagen wurde ich dann gleich von Isny nach Ravensburg gefahren. Ich hatte ein mulmiges und ungutes Gefühl. Die Fahrt war alles andere, als ich sie mir von meiner ersten Krankenwagenfahrt erwartet hatte.

Es war bereits abends gegen 19 Uhr, als ich im Ravensburger Krankenhaus in der Notaufnahme ankam. Vorsichtshalber nahm ich mein gesamtes Gepäck mit. Ich wusste ja nicht, wie lange ich dort im Krankenhaus sein würde. »Mein erster Tag in der Reha fing ja schon gut an!« Das Ravensburger Krankenhaus war von außen und innen supermodern. Es sah aus wie neu. Das Personal war freundlich und nett. In der Notaufnahme angekommen und auf einer Bahre wartend, rief ich erst einmal die Zentrale in Mettmann an, um mit einem meiner Chirurgen zu sprechen. Irgendwie hatte ich Bedenken und war verunsichert, ob hier in Ravensburg wirklich jemand über Gefäßkompressionssyndrome Bescheid wusste. Es war jetzt fast 20 Uhr und nach wenigen Minuten rief mich Dr. Al-Maqublah am Handy zurück. Ein paar Minuten später kam Herr Dr. Remmele auf mich zu, freundlich und lächelnd und das, obwohl es schon so spät am Abend war. Ich hatte nur Angst, diese Schmerzprozedur würde niemals enden. Ich überreichte Dr. Remmele nach

einer kurzen Begrüßung mein Handy, da ich glücklicherweise den Oberarzt von Mettmann noch am Apparat hatte.
Die beiden Ärzte konnten sich dann kurz in einem anderen
Raum austauschen. Das war wirklich Glück, dass ich Dr. Al-
Maqublah noch am Telefon hatte. Dr. Remmele wollte nach
dem Telefonat die Stelle an meiner Leiste eigentlich nur kurz
anschauen und er redete nebenbei weiter mit mir. »So, so, Sie
sind also eine Patientin von Herrn Prof. Dr. Sandmann.« Ich
war total eingeschüchtert von den vorherigen Versuchen in
der Reha, die Fäden zu entfernen, und bat den Arzt, vorsichtig bei seinem Vorgehen zu sein. Kurz danach meinte Herr
Dr. Remmele: »Meinen Sie diese Fäden?« Er zeigte mir seine
Pinzette mit den bläulich-durchsichtig schimmernden Fäden. »Wie haben Sie das nur gemacht?«, wunderte ich mich.
Ich hatte eigentlich gar nichts gespürt, außer ein kurzes Pi-
cken, und Herr Dr. Remmele war für diesen Tag mein Held!

Später kam eine Neurologin zu mir und machte einige Tests
mit dem Bein. Der Nerv sei geschädigt und verletzt, man
könne auch »beleidigt« sagen, war ihre Diagnose. Und mit
Physiotherapie und Elektrotherapie in den kommenden drei
Wochen sollte eigentlich eine Besserung eintreten. Ansons-
ten müsse ich nach Günzburg ins BKH zu den Spezialisten
der Neurochirurgie. Mit dem Krankenhaus-Bericht wurde
ich um kurz nach 22 Uhr entlassen und fuhr dann mit dem
Taxi zurück in die Reha. Bei der Ankunft war es bereits
23 Uhr und ich war total erschöpft. Die Ärztin von heute
Nachmittag kam noch kurz auf mein Zimmer, um nach mir
zu sehen. Von einer Nachtschwester bekam ich jetzt kurz
vor Mitternacht eine Butterbrezel und eine Tasse Tee. Was
für ein ereignisreicher erster Reha-Tag. Mir gingen tausend
Gedanken durch den Kopf. Gegen 1 Uhr nachts schlief ich
dann irgendwann erschöpft ein.

9./10. Mai 2018, Mittwoch/Donnerstag

Gleich heute sollte ich eine Elektrotherapie bekommen, um den geschädigten Nerv am Bein zu stimulieren. Es war leider kein Termin so schnell frei, hieß es an der Anmeldung. Dennoch humpelte ich nach dem Frühstück zu Frau K. und bekam heute um 11:45 Uhr doch noch einen Termin. *Don't ask – don't get.* Wer nicht fragt – der bekommt auch nichts. Das hatte ich mittlerweile gelernt aus der Zeit in den USA. Zwischenzeitlich hatte ich eine Physiotherapie bei Frau A. und Ergotherapie bei Herrn Grimm. Letzterer ließ mich einfach nur ans andere Ende des Zimmers laufen. Da mir der große Bauchschnitt noch immer wehtat, lief ich wie seit der OP vorsichtig und leicht nach vorne gebückt, etwas gekrümmt eben. Eine Schonhaltung. Herr Grimm holte, als er mich laufen sah, gleich einen großen Spiegel und meinte, ich solle mir doch bitte beim Laufen zuschauen. Gott, war ich erschrocken! War ich das wirklich? Körperlich sah ich wie eine 90-jährige Oma aus! »Versuchen Sie jetzt, so aufrecht wie möglich und mit geradem Rücken zu gehen«, riet mir Herr Grimm. »Es wird am Anfang wehtun, aber Sie müssen wieder zurück zum normalen Gehen kommen«, erklärte Herr Grimm. »Ich knicke immer wieder mit dem linken Knie ein und habe Angst zu fallen«, entgegnete ich. Durch den geschädigten Nerv hatte ich eben kein Gefühl im linken Knie und somit auch keine Kontrolle über den Fuß. Deswegen war ich unsicher und das »Absacken« passierte mir leider viel zu oft. »Dafür gebe ich Ihnen Wanderstöcke«, meinte Herr Grimm. »Die sind zwar nur für draußen, aber die geben Ihnen mehr Sicherheit und etwas Halt beim Gehen.«

Ich war zugegeben schon ein wenig beleidigt. Es tat mir ein wenig weh, dass jemand zu mir sagte, ich sollte mich einmal im Spiegel anschauen, wie ich denn daherkomme! Aber es hatte gewirkt und ich lief dann die nächsten drei Wochen, so oft es ging, vor dem Frühstück, zwischen Anwendungen und nach dem Abendessen, mit den Stöcken draußen. So kam ich täglich auf anfangs zwei Kilometer und nach knapp drei Wochen auf ganze drei Kilometer, egal welches Wetter gerade war. Das Laufen wurde wirklich immer leichter und besser und ich konnte mein Bein auch mehr kontrollieren. Nach einer Weile konnte ich immer aufrechter und fast wieder »normal« gehen. Zwar knickte ich immer noch mit dem Knie manchmal ein, doch ich konnte mich meist mithilfe der Stöcke auffangen und auch die Abstände wurden größer. Das Einknicken hat noch ungefähr sechs weitere Monate angehalten. Herrn Grimm war und bin ich für seine »harte« Beurteilung in unserem ersten Gespräch trotzdem sehr dankbar! Danke, Herr Grimm, für Ihre Ehrlichkeit und Professionalität, denn damit haben Sie in mir den Ehrgeiz wieder geweckt!

Nach der ersten Woche am Tisch mit zwei Herzpatienten, die in den nächsten Tagen abreisten, und Franziska, einer Brustkrebs-Patientin aus Polen, kamen nach einer Woche Reha Tim aus Augsburg und Roland aus Dillingen zu unserem Tisch neu hinzu. Tim hatte einen Herzinfarkt und danach im Krankenhaus einen Stent bekommen. Roland hatte Leukämie. Die beiden waren ungefähr in meinem Alter, gut drauf und witzig. Jeder von uns am Tisch hatte wenigstens einmal während der Reha unentschuldigt gefehlt. Ich war dreimal in den drei Wochen Reha in verschiedenen Krankenhäusern. Gleich am ersten Reha-Tag; einmal wegen meiner sehr hohen Bauchspeicheldrüsen-Werte und dann nochmals wegen meines eingeklemmten Nervs. Franziska war neben Brustkrebs übergewichtig und hatte dazu Bluthochdruck und deshalb neue Medikamente bekommen. Ihr wurde es einmal beim Frühstück schwindelig und ganz unwohl. Ich dachte schon, dass sie gleich umfallen oder einen Herzinfarkt bekommen würde. Nachdem ich ihr ein Glas Wasser gebracht und auf sie eingeredet hatte, ruhig zu atmen, ging es ihr langsam besser. Auf ihrer Station angekommen, ließ sie sich dann untersuchen. Die Medikamente hatten ihren Blutdruck viel zu schnell sinken lassen. Ein anderes Mal hatte Tim gefehlt und wir machten uns natürlich Sorgen um ihn. Am nächsten Morgen erzählte er, dass er dachte, er hätte noch einmal einen Herzinfarkt bekommen, und es ging ihm wirklich nicht gut. Auch war er nach dem ersten Wochenende so traurig, nachdem seine Familie nach dem Besuch wieder heimfuhr, dass er einfach nicht zum Abendessen kommen und mit niemandem reden wollte. Roland aus Dillingen hatte Schmerzen in den Unterarmen – ich weiß nicht mehr wirklich, woher und warum – und er bat um eine Fangopackung. Das hätte er lieber bleiben lassen, denn am Abend waren seine Unterarme von krebsrot und geschwollen auf dicke, richtig fette Brandblasen übergegangen. Eine Fangopackung war auch für den Rücken gedacht und nicht für die empfindliche Haut der Unterarme! Roland hatte dann an diesem Abend zum Abendessen gefehlt und musste ins Krankenhaus, um dort behandelt zu werden. Mit den verschriebenen Salben waren seine Verbrennungen aber wirklich nach zwei bis drei Tagen gut abgeheilt.

12. Mai 2018 Sonntag – Muttertag

Glücklicherweise bekam ich oft Besuch. Es tat mir so gut, Familie und Freunde zu sehen. Besonders aber heute, da Muttertag war. Mein Sohn Sascha, Sabine, meine Schwägerin, und Gerlinde, meine Schwiegermutter, kamen nach dem Mittagessen zu Besuch. Ich freute mich so sehr, alle zu sehen, und sie bemerkten nebenbei, dass ich bereits ein wenig aufrechter und besser gehen konnte. Wir saßen draußen auf der Dachterrasse bei Kaffee und Kuchen. Hier war ich in guten Händen, das hatte ich bereits am ersten Tag gemerkt, als mich der Oberarzt Dr. T. sofort in die Gefäßchirurgie nach Ravensburg geschickt hatte. Alle gaben ihr Bestes und ich fühlte mich in der Reha immer sehr gut aufgehoben und wohl. Fremde Leute sprachen mich an und fragten, was mir denn fehlte. Okay, ich verstand ja, dass ich nicht wirklich in das Krankheitsbild Onkologie und auch nicht in die Kardiologie hier in der Klinik passte. Noch dazu hinkend und leicht gebückt. Aber eine junge Frau rief mir im Vorbeilaufen eines Tages zu: »Man sieht bei Ihnen jeden Tag eine kleine Verbesserung!« Das machte mich froh und auch ein wenig stolz. Aber weder über Gesundheit noch über Krankheit konnte jemand grundsätzlich bestimmen – das hatte einzig und allein der liebe Herrgott in den Händen.

Mitte Mai

Die ersten Wochen nach der Operation veränderten mich; ich war sehr emotional geworden. Die vielen Untersuchungen, bei denen es nie eine logische Erklärung gab, die vielen Zweifel, das Auf und Ab zwischen Hoffnung und Enttäuschung und letztendlich auch die wichtige und lebensrettende Operation in Mettmann. Viele meiner Symptome waren mir leider geblieben. Aber ich lernte, winzige Dinge wieder zu schätzen. Ich freute mich über kleine Fortschritte und sah nicht, was ich noch nicht konnte – sondern konzentrierte mich auf das, wozu ich jetzt schon fähig war. In der

Intensivpflege war ich hilflos wie ein neugeborenes Baby; ich konnte mir nicht einmal die Nase putzen. Die Lippen waren ausgetrocknet und aufgesprungen. Trinken konnte ich nur mithilfe einer Schwester aus einer Schnabeltasse. Mein Blutdruck war schon immer eher niedrig. Aber nach der OP fiel er eines Abends schlagartig in den Keller und die Schwester reagierte Gott sei Dank gleich. Wenn Organe oder der Kreislauf versagten, konnte das tödlich sein. Ja, da erlebte man einen aufrechteren Gang und sich nach Wochen endlich wieder ein wenig auf die Seite drehen und schlafen können als großen Fortschritt. In der Reha saß ich auf meinem kleinen Balkon oft in der Sonne, was ich die Jahre zuvor nicht mehr gemacht hatte. Sonne hatte mir die letzten Jahre immer auf der Haut wehgetan und gebrannt. Jetzt genoss ich die Helligkeit und auch die Wärme. Beten gehörte zu meinem täglichen Ritual und ich empfand eine tiefe Dankbarkeit für alles, was ich hatte, mein Leben und dass es meiner Familie gut ging. Wie wertvoll das Leben und die Gesundheit waren, spürte ich erst, nachdem es mir sehr schlecht ging. Meine Krankheit und die Zeit der Genesung, das alles brachte mich auf den Boden der Tatsachen zurück. Aber es zeigte mir auch, wie wertvoll mein Leben war. Gott sei Dank erkannte ich das jetzt. So manches, was mir früher wichtig gewesen war, war für mich heute absolut unwichtig. Dagegen wurde früher Unbedeutsames für mich heute wichtig und existenziell. Ich grübelte oft und war mir sicher, dass es einen Grund geben musste, warum ich noch hier auf dieser Welt war und überlebt hatte. Ich versuchte jetzt, achtsamer und sorgsamer mit meinen Mitmenschen umzugehen. Ich bin nicht mehr so kritisch wie früher und vergebe mir selbst und auch anderen, wenn etwas nicht gleich funktioniert oder schiefläuft. Die Erkenntnis kann befreiend sein. Ich fühlte auch stark das Verlangen, etwas zurückgeben zu wollen. Vielleicht kann jeder wenigstens einmal am Tag einem anderen Menschen etwas Gutes tun? Das kann nur ein kleines Lächeln oder ein Gruß an einen wildfremden Menschen sein.

28. Mai 2018, Montag – Ein Tag vor dem Reha-Ende

Zur Beurteilung des lädierten Nervs wurde ich in das Krankenhaus nach Wangen gefahren. Der Professor der Neurologie machte einige Tests mit mir und verkündete, dass sich die Situation durch die Physio- und Elektrotherapie ausschlaggebend verbessert habe und zum Glück keine Überweisung an die Neurochirurgie nach Günzburg zu einer weiteren OP nötig sei. Danach räumte er aber ein: »Weiterhin Physiotherapie machen und die Taubheit und das Absacken des linken Knies könnte leider noch länger anhalten.« Ehrlich gesagt verspüre ich heute, eineinhalb Jahre nach dem Eingriff, noch eine kleine Taubheit und eine Art innere Schwellung. Besonders wenn ich mich nicht viel bewege und die Beine nicht am Abend hochlege. Heute fand auch das Entlassungsgespräch statt. Soweit waren Dr. T. und auch ich selbst mit dem Fortschritt und dem Aufenthalt sehr zufrieden. Zum Glück hatte der Oberarzt so schnell und professionell am ersten Tag reagiert und eventuell meinen eingeklemmten Nerv damit gerettet. Froh und glücklich nahm ich das Entlassungsschreiben entgegen. Einen letzten Termin mit Herrn Grimm, dem Ergotherapeuten, hatte ich heute Nachmittag. Auch um ihm die geliehenen Wanderstöcke zurückzugeben. »Ich habe Sie vom Fenster aus beobachtet«, eröffnete er nach einer kurzen Begrüßung. »Sie haben wirklich sehr große Fortschritte gemacht.« Dabei bin ich sicherlich um einen Zentimeter gewachsen. »Sie haben mir also hinterherspioniert?«, fragte ich aus Spaß. In der Tat hatten mich seine Worte angespornt.

Weil Herr Grimm so kritisch war, hatte ich mich noch mehr bemüht und das hat mich auch körperlich vorangebracht. Irgendwie habe ich die Reha im Allgäu als anderer Mensch verlassen. Meine größten Veränderungen und Fortschritte waren wahrscheinlich in diesen letzten drei Wochen passiert. Ich bereute keine Minute davon. Es waren die kleinen Schritte, die zu großen Veränderungen führten.

Anfang Juni

Die Physiotherapie und all die Übungen, Untersuchungen, Tipps und Hilfestellungen ermöglichten mir den Weg zurück ins Leben. Nicht, dass ich jetzt geheilt war oder dass es mir jetzt richtig gut ging. Ich war in einem Stadium des Transfers. Sozusagen von einem Zustand der Hilflosigkeit und Schmerzen in einer Phase der Besserung und langsamen Heilung. Ich konnte mich besser bewegen, das Schlafen war meist noch schmerzhaft. Immer wieder wachte ich in der Nacht auf, weil es wehtat, wenn ich mich im Schlaf leicht bewegte. Das Schlafen auf der Seite war leider noch nicht schmerzfrei möglich. Mein Rücken blieb neben meinem großen Bauchschnitt mein größtes Übel. Die Übungen und Ratschläge, die ich in der Reha bekommen hatte, nahm ich mit nach Hause und wiederholte dort jeden Tag mindestens einmal alle Physiotherapie-Übungen. Dazu machte ich auch täglich die Übungen vom Krankenhaus in Mettmann und von der Physiotherapie in meiner Heimatstadt in Günzburg. Jede kleine Einheit trug wie ein Puzzleteil zum Ganzen bei. Dass ich noch einen langen Weg vor mir hatte, wusste ich damals glücklicherweise noch nicht. Auch nicht, dass mir die große Achterbahnfahrt erst noch bevorstand, wenn ich wieder zu Hause in den USA sein würde. Alles brauchte seine

Zeit – die körperliche sowie auch die seelische Heilung. Eine große Operation bedeutet nicht nur für den Körper eine immense Belastung, die Seele musste den Eingriff auch erst einmal verdauen und verarbeiten. Ich dachte, ich war stark und ich hatte meinen Körper meistens gut unter Kontrolle. Zu Hause hatte ich zusätzlich auch noch einen guten Motivator – meinen Mann und unseren Hund Lucy.

4. Juni 2018, Montag

Eine Woche, nachdem ich aus der Reha entlassen wurde, trat ich den Rückflug in die USA an. Nach drei Monaten in der Heimat war ich bereit, endlich meinen Mann und unsere Lucy wiederzusehen und einfach wieder zu Hause zu sein. Der Empfang war superlieb und gleichzeitig herzzerreißend. Als ich nach einem langen Flug mithilfe einer vorher gebuchten Rollstuhl-Assistenz durch die Immigration (Einwanderungsbehörde) in Charlotte, NC, geschoben wurde und gleich danach Michael zum ersten Mal seit Monaten wiedersah, musste ich bitterlich weinen. Der lange Flug hatte mich total erschöpft und ermüdet. Ich war körperlich und seelisch noch nicht so fit, wie ich es hätte sein wollen. Als ich endlich auf meinen Mann zugeschoben wurde, lagen alle Emotionen brach. Ich fühlte mich hilflos im Rollstuhl, aber auch unfassbar erleichtert, denn ich wusste vor meiner Abreise aus den USA nicht, ob ich meinen Mann, Lucy und meine zweite Heimat noch einmal sehen würde. Zu Hause angekommen, war ein Banner von unserem Carport bis zum Haus zur Begrüßung gespannt mit der Aufschrift »Welcome home, love of my life«. Oh, wie süß! Leider war unsere Hundedame Lucy anscheinend beleidigt, weil ich sie so lange »im Stich« gelassen hatte. Aber das verflüchtigte sich nach ein paar Leckerchen schnell und wir waren alle nur froh, dass wir endlich wieder zusammen waren. Hurra, ich lebe noch!

5. Juni 2018, Dienstag

Gewappnet mit einer englischen Übersetzung meiner Diagnose, dem Krankenhausbericht von der OP und den wichtigsten Fragen ging ich mit Michael zu unserem Hausarzt in SC. Die sehr hohen Lipase- und Amylase-Blutwerte sollten überwacht und regelmäßig kontrolliert werden. Auch wollte ich wegen der Taubheit des Beins und des großen Bauchschnitts hier in den USA eine Physiotherapie fortführen. Ich musste endlich Kraft schöpfen und beweglicher werden! Auch wenn ich bereits große Fortschritte in der Reha gemacht hatte, fühlte ich mich weiterhin schwindelig, schwach, hatte kontinuierlich Rückenschmerzen und wieder vermehrt Übelkeit. Ein »TENS-Gerät«, wie es meine Mutter mir in Deutschland ausgeliehen hatte, bestellten wir online, um den Nerv weiter zu stimulieren. Unser Hausarzt nahm mehrere Blutproben. Ich sollte ab jetzt alle zwei Wochen wiederkommen, da die Amylase- und Lipase-Werte gleichbleibend hoch waren. Zusätzlich hatte unser Hausarzt mich zu einem neuen Internisten empfohlen. Ein Rezept für eine Physiotherapie bekam ich auch. Das war wichtig für mich. Ich wollte wieder meinen alten Ehrgeiz und Kämpfergeist zurückgewinnen.

Nach einer Woche zu Hause spürte ich, dass Michael etwas bedrückte. Er musste geschäftlich nach China für zwei Wochen. Wirklich?! Gerade jetzt, wo es mir körperlich leider wieder schlechter ging, ich mich noch nicht einmal traute, Auto zu fahren, und auch sonst noch auf Hilfe angewiesen war? Der Schock saß tief; auch die Enttäuschung darüber, dass mein Mann mich hier allein zurücklassen wollte. Die Entfernungen zu Geschäften und Häusern sind in den USA größer als in Deutschland und eine Nachbarschaft gab es in unserer Nähe leider nicht. Da sich jeder um sich selbst kümmerte und auch, weil die Grundstücke auf dem Land einfach weit auseinander lagen. Kollegen hatte ich alle aus meinen Kontaktdaten im Handy gelöscht. Wozu auch? Ich konnte in der Zeit vor der OP nirgendwo hingehen und ich wollte auch nicht in die Firma zurückkehren. Familie und Freunde hatten wir in Deutschland und unsere einzigen Bekannten, Alys und Wolfgang, wohnten ca. 40 Autominuten weit weg. Meistens verbrachten sie das Wochenende in ihrem Strandhaus am Mexico Beach, ungefähr acht Autostunden entfernt. Eigentlich hatte ich nicht geglaubt, dass Michael die Reise wirklich antreten würde. Er sah doch, wie elend es mir ging, und ich war früher schon mehrmals ohnmächtig geworden. »Da kann er mich doch jetzt nicht in dieser Situation allein lassen«, fuhr es mir immer wieder durch den Kopf. Ich war sauer und mein Mann war dann einfach so innerhalb von zwei Tagen weg. Mein Termin bei dem neuen Gastroenterologen stand an und ich wusste nicht einmal, wie ich die Fahrt dorthin – gute 30–40 Minuten – schaffen sollte. Mir war so unwohl und übel, dass ich auf der Fahrt und im Arztzimmer zusätzlich eine Tablette gegen Übelkeit nehmen musste. Ich fühlte mich schwach und schwindelig und fürchtete jede Minute, ich müsste mich übergeben. Der Arzt redete erst kurz mit mir, dann untersuchte er vorsichtig meinen Bauchraum. Anschließend gestand er mitfühlend: »Es tut mir wirklich leid, dass Sie solche Schmerzen ertragen müssen und was Sie alles durchgemacht haben.« Er wollte mich in ein großes Medical-Center (Duke's in North Carolina oder Emory in Atlanta, Georgia) drei bis vier Autostunden entfernt überweisen. »Ihr Fall ist einfach außerhalb meiner

Reichweite«, war seine kurze Stellungnahme. Ich hatte mir alles tapfer angehört. Mit ihm zu diskutieren oder ihm zu widersprechen hatte ich keine Kraft. Ich brauchte hier vor Ort einen guten Arzt; ich brauchte keine Klinik vier Autostunden entfernt! Einige Bluttests wurden gemacht und ich hatte laut der Gewichtswaage noch mehr abgenommen. Ich hoffte jetzt nur, wieder heil nach Hause zu unserem Hund zu kommen. Wenn mir etwas passierte, wer würde sich dann um Lucy kümmern? Alles ging gut, auch wenn ich mindestens 60 Minuten in der Hauptverkehrszeit gebraucht hatte anstatt 40 Minuten. Im Carport endlich heil und geschwächt angekommen, fing es ganz plötzlich zu regnen und gewittern an, aber da war ich dann glücklicherweise in Sicherheit. Der einsetzende heftige Regen war wie Tränen des Himmels der Erleichterung.

Mitte Juni

Bei den heftigen Gewittern und Stürmen in SC spürte ich deutlich vermehrt meine Narben. Sie brannten, juckten und taten weh. Dagegen half nichts, und Schmerzmittel versuchte ich, so gut es ging, langsam abzusetzen. Die Wetterfühligkeit würde mir wohl bleiben. »Jeder Arzt schiebt mich irgendwie weg. Keiner will sich mir und meines Problems annehmen«, ging es mir immer wieder enttäuscht durch den Kopf. Die Gefäßkompressionssyndrome kamen so selten vor, wurden selten entdeckt und daher auch noch seltener operiert. Ich glaubte beinahe, es hatte keiner meiner bisherigen Ärzte, außer den Spezialisten Dr. G. in München, Prof. Sandmann und seine Oberärzte und Prof. Scholbach, diese Erkrankung bisher an einem Patienten gesehen. Weder mein Internist noch mein Hausarzt in Deutschland, auch nicht der Oberarzt während meiner Reha und all die Ärzte, bei denen ich vor und nach meiner Operation war, hatten vor meiner Erkrankung von meinen Syndromen gehört. Ich fühlte mich allein und war es ja auch; Lucy und ich waren auf uns gestellt. Es ging mir schlecht und ich sollte ja genesen und mehr Kraft bekommen. Die Physiotherapie sagte ich für diese Woche ab. Mit der Schwäche, dem Schwindel und den Schmerzen wollte ich nichts mehr riskieren. Für eine weitere Autofahrt fühle ich mich zu schwach. Später lief ich eine kurze Strecke mit dem Hund. Danach musste ich mich ausruhen; ich konnte kaum etwas machen. Die jetzige Situation frustrierte mich. Wäre ich nur in der Heimat geblieben! Da hatte ich wenigstens meine Familie und Freunde um mich herum. Leider hatte ich gerade zu viel Zeit zum Nachdenken und mir Sorgen zu machen. Ich weinte in diesen einsamen Tagen oft. Wenn es dem Körper nicht gut ging, litt auch die Seele. Auch diese permanente Übelkeit veränderte mich. Wenn Leute eine Magen-Darm-Grippe haben, das nervte doch jeden. Man war ehrlich gesagt nur froh, wenn alles nach ein paar Tagen vorbei war und man wieder normal funktionierte. Wenn jemand diese Symptome aber andauernd hatte – beim Aufwachen, vormittags und den ganzen langen Tag über, bis man ins Bett ging. Das konnte belastend sein und das konnte sicherlich auch depressiv machen. Jetzt war es heraus! Ich gab es zu: Die Zustandsverschlechterung und die Einsamkeit machten mich depressiv. Nicht weil ich ein Problem in meinem Kopf oder miese Gedanken hatte – nein! Ich war ein positiver Mensch. Aber irgendwann hatte sich diese Traurigkeit, Hilflosigkeit und das Gefühl der Ohnmacht eingeschlichen. Konnte das auch Frustration sein, dass alles so mühsam und langsam voranging? Ich wollte raus – raus aus diesem Teufelskreis! Hätte ich fliegen können, wäre ich zu dieser Zeit wieder zurück in die Heimat geflogen. Aber ich war einfach zu schwach dazu und wohin hätte ich denn meine Lucy so schnell bringen können? Die Situation hatte mich neben meinen Schmerzen und der Übelkeit leider wieder einen Schritt zurückgeworfen. Ich tat mir selbst leid und das war kein schönes Gefühl.

5 Achterbahnfahrt

Juli 2018

Meine hohen Lipase- und Amylase-Werte beunruhigten mich und die Ärzte, natürlich auch meinen Mann Michael und meine Familie. Eine Bauchspeicheldrüsenentzündung über längere Zeit zu haben, machte mir ehrlich gesagt Angst. Was, wenn das Organ sich nicht bald erholte? Was, wenn alles nur noch schlimmer werden und eventuell gar keine Therapie helfen würde? Das Pankreas war ein tückisches Organ, das sich hinter bzw. zwischen dem Magen und der Wirbelsäule befand. Meistens entdeckte man Probleme an der Bauchspeicheldrüse erst, wenn es zu spät war. Das hatte ich immer im Hinterkopf und wir hatten bereits einen noch jungen Nachbarn und die Tochter einer Nachbarin mit erst 47 Jahren an Pankreas-Krebs verloren. Auch Patrick Swayze, Michael Landon und Steve Jobs fielen mir ein und sie hatten sicherlich alle Möglichkeiten und auch die Mittel für die besten Ärzte und Behandlungen. Nun versuchte ich wenigstens, zweimal im Monat meine Blutwerte untersuchen zu lassen. Auch weil ich immer noch einen sehr niedrigen Hämoglobinwert hatte. Mir war nach wie vor schwindelig und schlecht. Appetit hatte ich zwar wieder, nur wenn es einem übel war, dann schmeckte kein Essen wirklich gut. Im August hatte ich dann nochmals Herrn Prof. Dr. Sandmann angeschrieben, ob ich ihn einmal kurz anrufen könnte. Michael und ich hatten daraufhin einen Telefontermin mit ihm vereinbart. Die Pankreatitis ließ mir keine Ruhe und ich wollte wissen, was denn die Erfahrungsberichte von einem sehr erfahrenen Gefäßchirurgen waren. Vielleicht hatten mehrere Patienten nach der Operation solche Probleme? Was konnte ich tun oder besser: Was sollte ich lassen, um endlich eine Besserung zu spüren? Die Antwort lautete, dass nicht das Organ selbst entzündet war, sondern dass es sich um eine »mechanische Bauchspeicheldrüsen-Entzündung« handelte. Da das Organ während der OP über längere Zeit abgedrängt und auf die Seite geschoben werden musste. Um so die Bauchschlagader vom entzündeten Solarplexus bzw. Sonnengeflecht und den zwei Zwerchfellsträngen zu befreien. Deshalb reagierte das Organ oder deshalb war die Bauchspeicheldrüse »beleidigt«. Ich war froh, mit dem Professor in Mettmann gesprochen zu haben. »Normalerweise hält diese Art Entzündung nicht länger als drei Monate an«, räumte er ein. Ich hatte bereits über vier Monate Probleme und die Blutwerte waren erschreckend hoch. Einen Tipp hatte ich noch bekommen: Herr Prof. Dr. Sandmann würde mir zu einer Hydrocortison-Injektionsbehandlung mit 200 mg, acht Tage lang raten. Danach sollte sich die Bauchspeicheldrüse sichtlich beruhigen. Er hatte schon einmal so einen Fall. Nur leider verabreichen Ärzte die Behandlung nicht sehr gern. Und leider hatte sich, nach meiner Bitte, auch der Gastroenterologe hier in den USA verweigert, mir diese Injektionen zu verabreichen. Danach ging ich nicht mehr zu diesem Arzt – wieder einmal musste ich mich auf die Suche nach einem neuen Gastroenterologen machen.

Weil ich seit der Pankreatitis-Diagnose alle Fette und Öle meiden sollte, bekam ich nach sechs Monaten vermehrt Haarausfall und auch mein Zahnfleisch war entzündet und ging langsam zurück. Michael meinte spaßeshalber, dass ich eine kleine Zahnlücke bekäme. Ehrlich gesagt war ich erschrocken. Mangelerscheinungen machten sich jetzt bemerkbar und anstatt zuzunehmen, verlor ich weiter an Gewicht. Ich steckte wieder in dem Teufelskreis fest, aus dem ich mich nicht befreien konnte. Durch das ständige Auf und Ab, von Hoffnung auf Besserung, dann wieder die Enttäuschung darüber, dass mich kein Arzt therapieren wollte, litt nun immer mehr die Seele. Selbstmotivation war jetzt gefragt. Wo sollte ich die nur hernehmen mit all den Rückschlägen?

Vor meiner Krankheit war ich immer sehr gern in unserem Pool schwimmen. Am Abend gleich nach der Arbeit oder am Wochenende vor dem BBQ oder Abendessen. Nachdem ich Herrn Prof. Dr. Sandmann per E-Mail gefragt hatte, wann ich denn wieder schwimmen dürfte, war seine Antwort: »Alles ist erlaubt, was Ihnen guttut und Spaß macht – in Maßen natürlich!« Aber der Wasserdruck im Pool war mir am Bauch und auch an der Narbe am linken Bein unangenehm. Es fühlte sich an, als ob der Wasserdruck zu sehr auf die Wunde drückte. Das Hin- und Herschwanken des Wassers tat mir regelrecht weh. Somit beendete ich meinen ersten Schwimmversuch nach ein paar Metern. Offenbar musste ich meinem Körper ein bisschen mehr Zeit geben. Wieder eine Art Fehlversuch oder Rückschritt anstatt Fortschritt und ich hatte mich so sehr gefreut, endlich wieder schwimmen zu können. Meine Erwartungen waren zu hoch. »Nicht einmal ein kleines Stückchen Glück ist mir gegönnt«, dachte ich. Die große Operation war ja auch erst vier Monate her. Das machte mir dann wieder Mut und mir fiel ein, was ich eigentlich alles wieder tun konnte. Ich musste mich nur gerade jeden Tag aufs Neue vom Boden aufsammeln und langsam aufrichten. Ich durfte nicht ungerecht sein und klagen. Wie weit war ich jetzt schon gekommen? Ich brauche einfach mehr Geduld mit meinem »neuen Körper«, der noch gar nicht zu mir passte!

Es war Anfang September, als ich meine Geldbörse vollkommen entleerte, um aufzuräumen oder zu entrümpeln – »declutter« würde man in der amerikanischen Sprache sagen. Dabei fiel mir ein kleiner unscheinbarer Zettel auf, den mir der indische Internist, Dr. K., vor circa zwei Jahren gegeben hatte. Es stand »MALS-Syndrom« darauf. Gleich daraufhin setzte ich mich an mein iPad und machte eine interessante Entdeckung. Tatsächlich war Dr. K. meiner Diagnose vom Kompressionssyndrom damals so nahe gewesen! Nur hatte er mich damals zu einem Gastroenterologen ins Krankenhaus geschickt, der dann die Magen- und Darmspiegelungen, CT und MRT gemacht hatte. Seither war ich immer wieder durch viele andere gastroenterologische Kliniken, Praxen und Ärzte gewandert. Ich würde einen Termin bei Dr. K. vereinbaren, da war ich mir jetzt sicher. Da ich auch nicht wusste, wie es mit meiner ärztlichen Betreuung hier weitergehen sollte. Gleich im nächsten Moment rief ich in der Praxis an. Es war ein Freitagnachmittag, das würde ich nicht vergessen, weil ich bereits am Montag darauf vorbeikommen durfte! Was für eine Erleichterung! Am Montagmorgen öffnete Dr. K. die Tür ins Behandlungszimmer und kam lächelnd und langsam schlendernd auf mich zu. Er meinte zu mir, er musste oft an mich denken und habe sich gefragt, was wohl letztendlich der Grund meiner Beschwerden gewesen war. Ich schilderte ihm kurz den Aufenthalt in meiner Heimat, die Diagnose und die OP – hauptsächlich natürlich, wie es mir gerade gesundheitlich ging. Auch erzählte ich ihm, dass er von all den vielen Ärzten in den letzten Jahren am nächsten an meiner Diagnose war. Es freute ihn und er empfahl mir, doch leichtes Yoga oder Meditation zu versuchen, jeden Tag etwas zu spazieren und auch mehr unter Leute zu gehen. Einfach gesagt sollte ich mir nicht zu viele Sorgen machen. Body, mind and spirit – Körper, Geist und Seele. »Alles hängt zusammen. Entspannt die Seele, entspannt der ganze Körper«, belehrte er mich. Vor allem war mir die Beobachtung meiner Lipase- und Amylase-Blutwerte wichtig. Er wollte auch meinen Professor in Mettmann kontaktieren. Dr. K. verschrieb mir zwei Medikamente: eins gegen die Übelkeit und das andere zur Entkrampfung und gegen die Magen- und Darmkoliken. In zwei Wochen sollte ich wieder zur Blutabnahme kommen und dann nahm er mich beim Verabschieden herzlich, aber doch vorsichtig in seine Arme. Es war die beste Entscheidung, zu ihm zurückzukehren, stellte ich lächelnd fest. Auf der Heimfahrt liefen mir aus Erleichterung, dass ich wieder in guten ärztlichen Händen war, Tränen hinunter.

Mitte/Ende September

Meine Physiotherapeutin Cherylanne, der ich bis heute sehr viel verdanke, riet mir dazu, mich an den Schwimmbeckenrand zu setzen und die Füße hin und her zu bewegen. Das sollte den gestressten Nerv und die Muskulatur am linken Bein stärken. Natürlich befolgte ich ihren Rat und wurde dabei immer mutiger. Bis ich mich eines Tages wieder ganz in den Pool wagte und kleine Schwimmversuche unternahm. Manchmal musste man über seinen Schatten springen und das, was man liebte, einfach tun! In kleinen Schritten fing ich an, zwei bis drei Bahnen zu schwimmen, und das machte mir so sehr Spaß, dass ich ab jetzt wieder jeden Tag schwamm, bis das Poolwasser Ende Oktober einfach zu kalt wurde. Aber wie es sich anfühlte, wenn der Körper in das glatte, stille und lauwarme Wasser eintauchte, das war unbeschreiblich schön. Die erste Bahn war immer wieder ein befreiendes Erlebnis, so beglückend, dass man eigentlich gar nicht mehr aus dem Wasser herauskommen wollte. Ich erkundigte mich zu dieser Zeit auch über Narbensalben und was ich unternehmen könnte, um die Narbenbildung zu verbessern. Cherylanne, meine Therapeutin, hatte begonnen, ganz leicht um meine große Narbe herum zu massieren. »Ein Vitamin-E-Öl könnte helfen«, riet mir Cherylanne. Ich hatte zuvor noch nie bewusst meine Bauchdecken-Narbe berührt – im Gegenteil, beim Eincremen nach dem Duschen hatte ich die Gegend immer gemieden und sich selbst überlassen. So, als ob sie gar nicht zu mir gehören würde. Aber jetzt war es an der Zeit, mich endlich dem wulstigen Ungetüm zu widmen.

Meine Eltern hatten mir auf meine Bitte hin netterweise eine sehr wirksame Wund- und Heilsalbe geschickt, die mir auch wunderbar in den ersten Wochen half. Meine Freundin Anni brachte mir später Narben-Pflaster bei einem Besuch aus der Heimat mit. Die Wirkung dieser Pflaster bemerkte ich gleich nach der ersten Anwendung – wie weich und glatt die wulstigen und unschönen Stellen doch wurden. Diese Wundpflaster waren wirklich ihr Geld wert. Mein Bauchbereich würde ohne diese Salben und Pflaster heute ganz anders aussehen!

Trotz all der guten Ratschläge von Dr. K. blieben mir diese leidigen Magenschmerzen, Verdauungsprobleme und auch die Übelkeit. Zur Übelkeit kam dann meist Schwindel und ein Gefühl der Schwäche dazu. Das frustrierte! Ich wollte doch endlich wieder gesund werden. Es kam und ging; ich hatte keinen Einfluss darauf. Ich fühlte mich hilflos und einsam. Manchmal so sehr, dass ich innerlich hätte schreien können. Wahrscheinlich hätte ich doch eine Gesprächstherapie nach meiner Operation beginnen sollen? »Alles ist unter Kontrolle«, dachte ich mir. Doch immer wieder hatte ich ein ungutes Gefühl und auch die Angst, dass meine Symptome niemals aufhören würden. Das Hin- und Herschwanken belastete mich und wie so oft waren Körper und Geist verlinkt. »Mir geht es einigermaßen gut und ich habe Hoffnung, wieder gesund zu werden. Wie viele Menschen liegen im Sterben oder haben keine Chance mehr, weiterzuleben«, sagte ich mir. So holte ich mich aus den trüben Gedanken und baute mich jeden Tag erneut auf. Im Garten ließ ich mir ein paar Sonnenstrahlen ins Gesicht scheinen und versuchte, wieder zu entspannen und bewusst zu atmen. Wenn es stimmte, dass der Geist oder die Seele über den Körper bestimmten, dann würden meine Symptome irgendwann leichter werden oder ganz verschwinden. Ich durfte nur nicht aufgeben. Dann würde es eben noch etwas dauern. Ich könnte und würde alles tun – wieder ein vollwertiges Leben zu führen. Ich würde irgendwann wieder gesund sein, arbeiten, Sport treiben, mich mit Freunden treffen und Einladungen aussprechen oder annehmen können!

Mein Kopf war schon meilenweit voran und der Körper hinkte nur hinterher. Wenn ich wieder genügend Kraft hätte, würde ich den Kreislauf durchbrechen. So motivierte ich mich, atmete bewusst, meditierte und machte Yoga. Schritt für Schritt machte ich winzige Fortschritte. Mit Lucy lief ich jeden Tag ein wenig mehr. Zwar in kleinen Etappen über den Tag verteilt, weil ich mich einfach noch schwach und wackelig auf den Beinen fühlte. Ein tägliches Pensum setzte ich mir jetzt zum Ziel und mit meinem sturen Kopf schaffte ich das meistens auch. Mit langen Pausen dazwischen, aber ich hatte ja Zeit. Ohnmachtsanfälle hatte ich vorher schon und ich wollte kein Risiko mehr eingehen.

6 Endlich wieder atmen

Oktober 2018

Wir wollten eigentlich schon lange ein paar Tage Urlaub machen und fragten uns, ob es nicht besser wäre, in der Nähe zu bleiben und Tagesausflüge und Sehenswürdigkeiten in unserer Umgebung anzuschauen. Oder sollten wir an den Beach fahren? Da ich mich gerade stabil genug fühlte, buchten wir spontan einen Kurzurlaub in der Dominikanischen Republik, Punta Cana. Vom Airport Charlotte, NC, war Punta Cana nur etwa dreieinhalb Stunden Flugzeit entfernt. Michael und ich kannten die schöne Karibikinsel bereits von sechs bis sieben vorherigen Urlauben. Das ganze Jahr über herrschte dort ein Traumwetter. Das türkisblaue Meer und die freundlichen, gut gelaunten, lachenden Menschen und die hinreißende Musik erhellten meine Laune gleich bei der Ankunft. Vor allem aber brauchte mein Mann ein paar Tage zum Entspannen und Ausruhen. Es war ein langes und hartes, auch ein sehr emotionales Jahr für Michael und mich. Wir wollten beide wieder Kraft schöpfen und es uns einfach ein paar Tage gut gehen lassen. Hier waren wir richtig und allein schon den Wind und die Wärme auf der Haut zu spüren, war für mich die lange Anreise wert. Wir wagten uns jeden Tag etwas weiter vom Hotelstrand weg und machten zusammen ausgiebige Strandspaziergänge. Einmal bückte sich Michael blitzschnell und hob etwas Kleines auf. Ich dachte schon, dass er wieder eine schöne Muschel gefunden hatte. »Nein! Es ist ein kleines Seepferdchen!«, rief ich. Und es lebte und bewegte sich glücklicherweise noch! Mit zittrigen Händen versuchte ich, ein paar Fotos zu schießen, und weil die Sonne so blendete, wusste ich in der Aufregung nicht einmal, ob das Seepferdchen überhaupt auf einem der Fotos war. Alles musste schnell gehen und wer wusste, wie lange das Tierchen dort schon in der prallen Sonne und Hitze litt? Gleich daraufhin lief mein Mann ins Meer und ließ seine Hand vorsichtig ins Wasser gleiten. Es musste ein schönes Gefühl gewesen sein, wie das kleine, seltene Wesen in der Hand rangelnd wieder zurück in das rettende Meer geschwommen war! Was für ein einzigartiges Erlebnis – nicht einmal ein paar Einheimische, die dazu kamen und um uns herumstanden, hatten in ihrem ganzen Leben ein freilebendes Seepferdchen gesehen! Was für ein Glückstag!

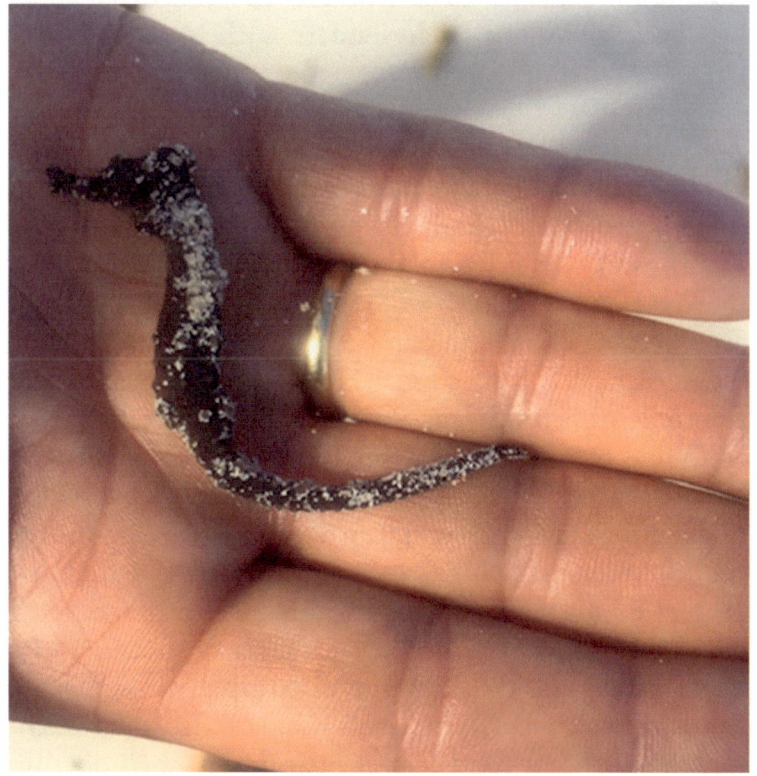

Ich hatte keine Zeit, im Urlaub an meine Schmerzen zu denken, und wir genossen einfach nur Tage der Stille, Ruhe und das wunderbare und köstliche Essen nach einem langen, sonnigen Tag. Meine Symptome waren da, nur wurden diese gerade verdrängt oder kaum von mir wahrgenommen – eine Ortsveränderung war die beste Entscheidung. Übelkeit und Schwindel hatte ich zwar noch. Doch ich bemerkte es einfach nicht so signifikant, wenn wir Hand in Hand den Strand entlangliefen und endlose Gespräche führten. Die Karibik war wohl die richtige Kulisse, um alles Negative für eine bestimmte Zeit zu vergessen. Sogar ein kleines Gläschen Rotwein hatte ich mir gegönnt und auch genossen. Ganze zwei Kilogramm hatte ich zugenommen. Jetzt ging es aufwärts! Das freute nicht nur mich, sondern auch Michael. Dieser Urlaub war definitiv das Beste vom gesamten Jahr 2018!

Zu Hause fing ich langsam wieder an, mir mehr zuzutrauen. Ob beim Einkaufen allein den Korb voll Lebensmittel zu tragen, den Wäschekorb oder andere alltägliche Dinge. Etappenweise trug ich schon wieder Getränke und Vorräte ins Haus. Den Korb voll mit Wäsche, den ich anfangs auf zwei- bis dreimal in den Garten hinausgetragen hatte, schaffte ich jetzt oft auf einmal. Eine gewisse Normalität und Kontrolle schlich sich langsam ein. Wenigstens hatte ich die Hoffnung. Schmerzmittel nahm ich keine mehr, nur die Tabletten gegen die Übelkeit. Wenn ich mir zu viel vornahm und keine Pause machte, spürte ich das gleich. Ein Ziehen und Brennen, manchmal auch ein Stechen und Atemnot erinnerten mich daran, dass ich mich wieder etwas schonen sollte. Andererseits wollte ich wieder unabhängig sein. Niemand sah mir die Narben und Wunden von außen an. Auch mein Mann erwartete nun wieder mehr von mir. Oft war ich erschöpft von Kleinigkeiten im Haushalt oder im

Garten. Im Herbst kam dann auch unser Sohn Sascha, der acht Wochen in den USA arbeitete, zu Besuch. Wir freuten uns immer sehr, ihn bei uns zu haben. Die Betten wurden neu bezogen, gesaugt, die Treppen gewischt und das Bad auf zwei bis drei Etappen sauber gemacht. Seinen Lieblingskuchen bereitete ich auf Etappen auf unserem Barhocker in der Küche sitzend vor, da ich zu schwach zum Stehen war. Welche Anstrengung mich das kostete, konnte wohl kaum jemand nachvollziehen, der nicht auch eine Operation hinter sich hatte. In meinem Kopf drehte sich alles; ein unangenehmer Schwindel kam hinzu und ich musste immer wieder eine Pause machen. Alles dauerte deshalb länger und ich ärgerte mich, weil ich noch nicht ganz gesund und fit war. Einen Kuchen backte ich immer, wenn uns jemand besuchte. Aber auch diese »Kleinigkeit« ermüdete mich total, und ich hatte Angst, dem Besuch von Sascha nicht standhalten zu können. Mit einer Energie von nur 30–40 % zu leben, das ist alles andere als einfach. Leider ging mir das nicht erst seit Wochen so. Nein, seit Jahren, jeden einzelnen, langen Tag! So war es eben und so würde es auch den meisten Kranken oder chronisch Kranken ergehen. Solange man einem von außen nicht ansah, dass man krank war, litt oder am Boden lag, wurde von einem erwartet zu funktionieren. Alles sah aus, als ob es in bester Ordnung wäre. Nichts war in Ordnung, außer dass man mir mit meiner Operation anatomisch geholfen hatte, der Körper und die Seele aber noch immer zu kämpfen hatten. Der Heilungsprozess brauchte seine Zeit. Ihn zuzugestehen, war eine Herausforderung für alle, für den Betroffenen ebenso wie für die Angehörigen und für das ganze Umfeld. Ich lebte in einer Endlosschleife und hatte das Gefühl, dass mich niemand wirklich verstand. Meistens hörte ich jahrelang die Diagnosen »Reizmagen und Reizdarm« mit Verdauungsstörungen und das leider schon über 30 Jahre lang. Nicht viele Patienten hatten das Glück wie ich, von einer Koryphäe wie Herrn Prof. Dr. Sandmann operiert und geheilt zu werden. »Die letzte Stufe muss ich allein schaffen«, dachte ich mir. Jeder Patient musste das. Sich wieder zurück ins Leben zu kämpfen war wahrscheinlich oft schmerzhafter, härter und langwieriger als die Behandlung und die Zeit vor einer OP. Menschen hielten glücklicherweise viel aus und das war okay. Die Ansage im Flugzeug »Bitte ziehen Sie die Sauerstoffmaske zu sich heran und platzieren diese auf Mund und Nase, bevor Sie anderen helfen«, kam mir in den Sinn. Alles brauchte seine Zeit, um zu heilen, und man musste Geduld mit sich haben. Nur dauerte es einfach unendlich lange, und bevor ich für andere da sein und sorgen konnte, musste ich mich zuerst um mich selbst kümmern und wieder okay sein.

Anfang November

Das körperliche Auf und Ab nervte. An einem Tag wachte ich ohne Schmerzen und Schwindel auf. Alles war gut und ich freute mich, bis mich plötzlich am Mittag eine Übelkeit überfiel, sodass ich absolut nichts mehr tun konnte. Alles drehte sich in meinem Kopf und ich meinte, ich müsste mich jede Sekunde übergeben. An vielen Tagen wachte ich auf und konnte nicht einmal vom Bett aufstehen, so schlecht ging es mir. Erst gegen 15 Uhr konnte ich vorsichtig aufstehen. Jeden Tag erneute Hoffnung und meistens erneute Enttäuschungen. Was machte mein Körper mit mir? Ich fühlte mich ausgeliefert und verwundbar. Ich hatte die Kontrolle über meinen Körper völlig verloren. Ich hatte keine Kraft mehr. Manchmal war ich sogar zu müde, dagegen anzukämpfen. Konnte es sein, dass ich zu viel von mir erwartete und verlangte?

Langsam sollte ich laut Dr. K. wieder Butter, Öl und andere Fette in meine tägliche Nahrung miteinbinden. Die Aussage von meinem Internisten freute mich heute sehr. »Nichts lieber als das!«, dachte ich. Ein wenig Butter auf der Brezel oder einem Brötchen hatte mir so sehr gefehlt. Aus Solidarität hatte mein Mann mit mir das Frühstücksbrötchen seit Wochen ohne Butter und auch den Wurstsalat oder Ähnliches ohne Öl gegessen. Aber ich war vorsichtig und fing ganz langsam wieder an. Mit dem Organ war nicht zu spaßen. Mit ein wenig Butter und Öl kehrte glücklicherweise auch ein Stückchen mehr Lebensqualität zurück. Mit einer Bauchspeicheldrüsenentzündung sollte man auch jeglichen Alkohol meiden. Daran hatte ich mich, mit einer Ausnahme im Urlaub, immer strikt gehalten. Aber es frustrierte und machte mich traurig, ein gutes Essen noch nicht voll und ganz genießen zu können. Mein Blutbild und Hämoglobinwert hatten sich laut Bluttests allgemein wieder normalisiert. Auch wenn ich das nicht so richtig spüren konnte, weil ich mich jeden Tag schwach und schwindelig fühlte. Aber ich konnte wieder normal atmen. Die Operation war jetzt acht Monate her. Oft fühlte ich mich untertags allein. Meine Familie und Freunde, die über 7.500 Kilometer entfernt lebten, hatten mir im Frühling so geholfen und gutgetan. Ich vermisste sie! Wir lebten hier in den USA auf dem Land, abseits von dem Stadtgetümmel und Trubel. Unsere Familie hatte das damals so entschieden. Mir wurde schnell klar, dass wir fern von der Stadt umzingelt von Wald eine Freiheit genossen, die nicht viele Menschen hatten. Eigentlich kümmerte sich hier niemand um den anderen und jeder ließ seine Mitmenschen sein und machte, was er wollte. Wenn es einem gutging, war das auch schön und entspannend. Nach meiner OP in der Heimat und der Rückkehr vor fünf Monaten, ständig umgeben von meiner Familie und Freunden, hatte mich die Abgeschiedenheit hier zu Hause bedrückt, belastet und auch traurig gemacht. Ich fühlte mich taub und gefangen wie in einer großen, durchsichtigen Blase. Keine Familienmitglieder, Freunde und Nachbarn in der Nähe zu haben machte die Idylle zur Einsamkeit. Niemals zuvor hatte ich Probleme mit meinem Seelenleben oder mit der Psyche gehabt. Warum fühlte ich mich nur so traurig und hilflos, wenn ich es am wenigsten brauchte? Ein Gefühl der Ohnmacht und Hilflosigkeit hatte ich oft in den vorherigen Monaten gehabt. Aber ich hatte keinen Einfluss darauf, ob es mir gut oder schlecht ging. Und jetzt, nachdem ich doch »geheilt« war, sollte alles wieder in Ordnung kommen und gut werden. Gefühlt hatte ich das nicht, und diese Traurigkeit, die mich seit einiger Zeit wie ein Schatten verfolgte – warum konnte ich sie nicht endlich abschütteln? Weil ich meinen Körper früher immer weitgehend unter Kontrolle hatte, waren und sind diese Art von Operationsnachwehen belastend. Alles konnte ich annehmen und das tat ich auch. Nur wollte ich nicht akzeptieren, dass ich mich ständig so allein und isoliert fühlte – damit konnte ich gerade wirklich nicht gut umgehen!

Michael musste geschäftlich nach Indien reisen und wollte eigentlich, dass ich ihn begleitete, oder wenigstens später nachkam. Das wollte ich auch gern. Nur war die Anreise nach Indien sehr lange und beschwerlich. Zwei Tage reiste man von den USA nach Indien und dazu kam auch noch die zehneinhalbstündige Zeitverschiebung. Leider wusste ich, dass ich gesundheitlich der Belastung nicht gewachsen war. Auch wenn ich mich so sehr darauf gefreut hatte und das schöne Land endlich kennenlernen wollte. Meine beiden Geschwister Sibylle und Karl-Heinz waren bereits mehrmals mit ihren Partnern dort gewesen, und mein Bruder hatte sogar vor vielen Jahren zwei liebe, kleine Kinder aus Indien adoptiert. Mahdu ist heute 21 Jahre und Rani 22 Jahre alt.

Wir waren endlich zu Besuch zu unserer Hunde-Nanny gefahren; ich wollte mich ja schon lange bei Cynthia bedanken. Sie und ihr Mann hatten im März 2018 auf unsere Lucy so lieb aufgepasst und sie für knapp drei Wochen wie ein Familienmitglied aufgenommen. In meiner schweren Zeit im Krankenhaus und danach machte ich mir nicht einen Gedanken, dass es Lucy schlecht gehen könnte! Das war so beruhigend und wir wussten, dass unsere »*Prinzessin*« bei Cynthia in den besten Händen war. Mit einer Orchidee und Süßigkeiten aus Deutschland fuhren Michael, Lucy und ich dann zum vereinbarten Termin zu Cynthia. Der Empfang war herzlich und wie in letzter Zeit öfter kullerten mir gleich die Tränen herunter. Es war einfach emotional, Menschen das erste Mal nach der Operation wiederzusehen. Ich versuchte zwar, meine Gefühle unter Kontrolle zu halten, aber als Cynthia mich nach meinem Eingriff fragte, wie es mir denn heute ging, liefen mir wieder Tränen die Wangen hinunter. Wir blieben nicht lange und zum Abschied vereinbarten wir dann eine neue, baldige Betreuung mit Cynthia. Michael flog Mitte November nochmals nach Indien und nach zehn Tagen allein in den USA planten wir, dass ich in der gleichen Zeit in die Heimat nach Deutschland zu meiner Familie fliegen würde. Auf der Hälfte der Heimreise in die USA wollte Michael dann für fünf Tage in Deutschland einen Stopp machen. Wir wollten in Günzburg gemeinsam Zeit mit unserer Familie verbringen. Das war ein guter Plan. Endlich gab es wieder eine positive Nachricht und Aussicht in meinem Leben. Michaels Idee gab mir einen Auftrieb und eine Freude, die ich seit Wochen nicht mehr gespürt hatte.

Ende November 2018

Mein Flug in die Heimat war am 26. November 2018 und gleich am Ankunftstag hatte ich meinen ersten Termin beim Internisten Herrn Dr. Buchmüller. Wir redeten nochmals darüber, wie selten Gefäßkompressionssyndrome waren. »Die meisten Ärzte bekommen so einen Fall nicht einmal in ihrer ganzen Praxiszeit zu sehen. Höchstwahrscheinlich wird nicht einmal darüber gelesen«, meinte Dr. Buchmüller. Blut sollte morgen früh abgenommen werden und eventuell sollte auch eine Narbenkorrektur gemacht werden. »Verwachsungen und Vernarbungen können Druck auf Organe ausüben und so weiter innerliche Schmerzen verursachen. Narbengewebe kann an Organe anwachsen und somit die Funktion der Verdauung beeinträchtigen«, erklärte Herr Dr. Buchmüller. Deshalb fuhr mein Vater mit mir zwei Tage später nach München in die LMU-Klinik. Nach einer langen Wartezeit wurde ich in der plastischen Chirurgie untersucht und anschließend wurden Aufnahmen gemacht. Verwachsungen und Vernarbungen konnte man sehr schwer feststellen und diagnostizieren, wurde mir gesagt. Meine Bauchdecke nochmals öffnen zu lassen, so wie der Professor es mir dort erklärte, würde ich auf keinen Fall machen lassen – da war ich mir sicher. Diese Prozedur machte ich nicht ein zweites Mal mit. Wer wusste schon, ob bei einem weiteren Eingriff nicht noch mehr Narben entstünden, ich eine Infektion bekäme oder Krankenhauskeime, was alles im Nachhinein vermeidbar gewesen wäre.

Die drei Wochen bei der Familie vergingen wie im Flug. Bei meinen Eltern war ich fast jeden Tag zu Besuch. Meistens ließ ich mir wieder das leckere Mittagessen oder einen selbst gebackenen Kuchen von meiner Mama schmecken, und danach saßen wir einfach zusammen und redeten. Fast jeden Tag traf ich mich mit meiner Familie und meinen besten Freunden und bewegte mich viel körperlich. Zwar lief ich immer noch auf kleine Etappen verteilt, aber insgesamt vier Kilometer Walking schaffte ich jetzt bereits jeden Tag. Ich lief durch die schönen Parks in Günzburg und die vielen engen, vertrauten Straßen, Gassen und Plätze von meiner Kindheit. Hier kannte ich mich aus, hier fühlte ich mich wohl, hier traf ich so viele bekannte Gesichter und Leute. Die kurze Zeit in meiner Heimat saugte ich auf wie ein Schwamm! Bevor es für Michael wieder nach Hause ging, trafen wir uns mit unseren langjährigen Freunden Birgit und Jürgen und kurz vor dem Heimflug kamen noch unsere Freunde Hilde und Thomas zu Besuch. Es tat so gut, unsere Lieben wiederzusehen, zu lachen und sich nach langer Zeit auszutauschen! Meine Schwester Sibylle war ein paarmal in der Woche bei mir, um nachzufragen, ob ich Hilfe brauchte, um mich aufzumuntern und manchmal gingen wir auch nur zusammen ein wenig spazieren. Auch meine Eltern und mein Bruder Karl-Heinz waren oft bei mir, beteten für mich und sahen nach mir. Genauso wie unser Sohn Sascha, Sabine, meine Schwägerin, und Gerlinde, meine Schwiegermutter. Ja, wie wichtig die Familie und die Lieben für mich waren, hatte ich erst gemerkt, seit wir Tausende von Meilen entfernt voneinander lebten. Es machte mich bereits jetzt schon traurig, wenn ich nur daran dachte, bald wieder abreisen zu müssen. Meine Freundin Konni und ihr Mann Jerry, der aus Hawaii stammte, waren uns beiden in den letzten Jahren immer mehr ans Herz gewachsen. Konni war die letzten Jahre jederzeit für mich da. Auch die Männer verstanden sich prima und unser gemeinsames Treffen war wie immer lustig – mit viel Gelächter, regem Austausch und abenteuerlichen Storys aus dem Leben hier in Deutschland und auch aus den USA. Nachdem Michael wieder zu unserer Hundedame Lucy zurückgereist war, verabredete ich mich mit all meinen Freundinnen und ein paar früheren Arbeitskolleginnen. Seit vielen Jahren hielten wir weiterhin Kontakt und das machte mich froh und auch glücklich! Durch die zeitliche und räumliche Entfernung konnten sich Freundschaften verändern oder leider ganz zerbrechen. Gute Freundschaften blieben aber bestehen. Michael und ich hatten durch unseren Umzug ins Ausland und durch meine Krankheit liebe Freunde verloren. Damit haderte ich aber nicht; es würde schon einen Grund geben, wenn sich Leute nicht mehr sehen oder schreiben. Manche Beziehungen hatte man eben nur für eine bestimmte Zeit oder einen bestimmten Lebensabschnitt. Andere Freund-schaften hielten dagegen für immer und blieben bestehen, auch wenn es einmal längere »Pausen« gab und man sich nicht so oft sah. Für mich war es eine wertvolle Zeit, gute, tiefgehende und auch lustige Gespräche mit unserer Fami-lie und Freunden zu führen. Sich einfach in den Armen zu halten und miteinander lachen und weinen zu können. Für-einander da zu sein, wenn der andere einen brauchte – das war Balsam für die Seele und mindestens genauso wichtig für mich wie meine Medizin. Die Zeiten der Einsamkeit und der Isolation waren von nun an definitiv zu Ende. Ich fühlte mich gerade geborgen, aufgehoben und sicher.

Der Abschied von meiner Familie fiel mir wie jedes Mal schwer. Wer wusste schon, wann wir uns wiedersehen würden? Ich hing nach meinem Eingriff an meiner Fa-milie. Dieses einschneidende Erlebnis gab mir eine neue, eine andere Perspektive – in meinem Denken und auch körperlich hatte sich viel bisher geändert. Ich schätzte jetzt sehr, was gesunden Menschen selbstverständlich und alltäglich vorkam. Meine Traurigkeit wegen des bevorstehenden Abschieds bedrückte mich und um auf andere Gedanken zu kommen, unternahm ich am kühlen und verschneiten Nachmittag vor meiner Abreise eine letzte große Walking-Tour durch meine Heimatstadt. Im kleinen Stadtpark lief ich los, über die Hagenweide in die Stadt, über den schönen historischen Günzburger Marktplatz und anschließend durch den Klingelpark hindurch. Kleine Kinder waren im Park mit ihren Eltern beim Schlittenfahren. So wie ich vor ca. 40–45 Jahren. Über der Grundschule »Auf der Bleiche« lief ich dann zurück zum Auto und war danach froh – weil erschöpft und durchgefroren –, wieder in die Wärme zu kommen. Auch um mich endlich nach dem für mich anstrengenden und langen Spaziergang wieder auszuruhen.

Mein Heimflug war kurz vor Weihnachten, am 18. Dezember 2018. Bei meinem letzten Flug hatte ich noch einen Rollstuhl-Service »Special Assistance-Service« gebraucht. Ich durfte auch noch keinen Koffer heben und wäre zu schwach gewesen, die endlosen Flughafen-Flure zu laufen. Dieses Mal war ich normal wie andere Passagiere gereist. Und ich war stolz auf mich! Jede kleine, zusätzliche Hürde, die man schaffte, war ein kleiner Erfolg. Mir bedeuteten diese Kleinigkeiten viel. Es schmetterte mich aber auch wieder auf den Boden, wenn ich meine Vorsätze nicht erreichen konnte. Am Ende des Fluges war ich erschöpft und kaputt. Ich konnte die letzten Meter zu Michael, der mich am Charlotte-Flughafen erwartete, kaum normal und aufrecht laufen. Mir schwankte der Boden unter den Füßen, alles drehte sich in meinem Kopf und meine Beine waren weich wie Pudding. Der Schwindel war leider immer noch mein ständiger Begleiter und auch diese lästige, hartnäckige Übelkeit. Erschöpft sank ich in die Arme meines Mannes, der mir danach all mein Gepäck abnahm. Jetzt war ich erst einmal zu Hause. Alle Sorgen und alles andere hatte Zeit und musste warten.

Weihnachten und Silvester verbrachten Michael und ich zu Hause. Die Feiertage vergingen aber viel zu schnell. Am 27. Dezember half Michael unseren Freunden Wolfgang und Alys bei dem Wiederaufbau ihres Ferienhauses in Mexico Beach, Florida, das vom Hurrikan »Michael« beschädigt wurde. Mit dabei war auch ein früherer Arbeitskollege. Für Lucy und mich war die achtstündige Autofahrt ganz einfach zu viel. Wir hätten sicherlich nur im Weg gestanden und so hatte ich einfach einen Kuchen für unsere Freunde gebacken. Das war alles, was ich im Moment tun konnte. So ging das Jahr vorüber und ein wenig war ich auch froh darüber. Es war ein turbulentes, schmerzhaftes und auch sehr ereignisreiches und verrücktes Jahr 2018. Aber anstatt zu jammern, war ich gerade nur froh darüber, wie gut wir es doch hatten und wie weit ich bisher schon gekommen war!

Mein Mann und ich spendeten zum Jahresende an die Non-Profit-Organisation »SmileTrain« eine Operation für ein Kleinkind oder ein Baby. Es war ein kleines Dankeschön von uns an einen für uns fremden Mitmenschen. Wir wollten das unbedingt machen und einem kranken und hilflosen kleinen Kind helfen. Auch spendeten wir regelmäßig hier in SC an ein Kinderkrankenhaus (St. Judes Hospital), das kleine Patienten unentgeltlich behandelt, deren Eltern keine Krankenversicherung haben. Ich hatte das große Glück, dass man mir helfen konnte. Wie viele Menschen hatten das Privileg nicht oder hatten die Mittel nicht für eine lebensnotwendige und heilende Operation? Wir können nicht alle bedürftigen Menschen retten, aber wenn jeder Einzelne von uns nur ab und zu einem anderen bedürftigen Menschen helfen würde, da wäre vielen Notleidenden sehr geholfen. Und es machte einen selbst dazu auch glücklich! »SmileTrain« verhilft mit ihren kostenlosen Operationen kleinen Kindern und Babys mit Hasenscharte und Kiefer-Gaumenspalten aus mittellosen Familien in Dritte-Welt-Ländern zu einem neuen Leben. Viele Kinder wurden aus ihren Dörfern und Familien verstoßen, auch weil sie nicht normal essen und trinken konnten. Oder eben nur, weil sie anders aussahen. Viele Kinder und Babys mussten unnötig sterben, weil die Familie sich keine lebensnotwendige Operation leisten konnte. Wir hatten eine Reportage über diese Aktion von SmileTrain gesehen und es lag und liegt uns immer noch am Herzen, diesen Familien zu helfen. Als wir Wochen später ein Dankesschreiben mit dem Foto eines vier Monate alten Babys vor und nach der OP erhielten, waren wir froh und glücklich. Dieses Kind hat eine Chance auf ein neues, gesundes Leben. Michael und ich werden diesen Kindern immer wieder helfen. Bis heute haben wir fünf dieser Herzenzkinder.

7 Einen Schritt vorwärts und zwei zurück

Wir verbrachten den Rest des Silvesters ruhig und gemütlich zu Hause. Nach einem leckeren Abendessen kuschelten wir zusammen auf unserem Sofa. Die Salzlampen und die Kerzen in unserem Wohnzimmer sorgten für eine romantische und auch beruhigende Stimmung. Als es draußen Nacht wurde, zündeten Michael und ich jeweils eine Wunschlaterne an und ließen sie steigen. Wir waren mit unserem Leben zufrieden und man wünschte sich in diesem Moment nichts, was man mit Geld hätte kaufen können. Dass wir die letzten Monate so gut geschafft hatten, machte mich unendlich glücklich. Wertgegenstände oder irgendwelche materiellen Dinge waren nebensächlich für mich geworden. Diese könnten einen doch sowieso nur für einen Moment froh machen. Das, was wir wirklich brauchten und was uns glücklich machte, war, unsere Lieben in Gesundheit und Sicherheit zu wissen. Das war das beste Gefühl überhaupt.

Anfang Januar 2019

Endlich klappte nach ein paar Jahren eine Einladung zum Abendessen. Unsere Freunde Alys und Wolfgang kamen zum Schweinshaxen-Essen zu uns nach Hause! Wie lange war es jetzt her, dass ich gesellschaftsfähig war? Viel zu lange! Michael grillte an unserem Gasgrill draußen im Garten vier große Schweinshaxen und ich bereitete in der Küche Semmelknödel, Spätzle mit Soße und Blaukraut zu. Selbstgemachter Obatzter, eine bayrische Spezialität, wollte ich mit Brezen vor dem Essen anbieten. Weil es so lecker war und weil es zu einem bayrischen Abendessen passte. Dann vergaß ich vor lauter Aufregung bei der Ankunft unserer Freunde, den Obatzter zu servieren. Ein Nach-Hause-Paket gab es dafür als Entschädigung bei der Verabschiedung. Wir hatten einen lustigen Abend und nach einem kleinen Obstler zu später Stunde war die Stimmung noch aufgelockerter. Gelacht wurde bis Mitternacht und vergessen waren alle Symptome und alles Belastende – wenigstens für einen Abend lang.

Anfang Januar 2019 fing ich auf Anraten von Michael an, dieses Buch zu schreiben, um beim Schreiben das Erlebte besser zu verarbeiten und besser mit dem Trauma klarzukommen. Daran hatte ich auch schon mehrmals gedacht, nur hatte mir bisher der Anstoß dazu gefehlt. Am Anfang schrieb ich sehr zögerlich und gelegentlich ein paar Stichpunkte und die wichtigsten Ereignisse der vergangenen Monate auf. Aber irgendwann floss der ganze Stoff täglich wie von selbst und leicht von der Hand. Ich versuchte, so gut ich konnte, meine Stationen und Erlebnisse ehrlich festzuhalten. Zwar fiel mir das Schreiben in englischer Sprache jetzt leichter, aber aus Respekt vor meinen Eltern und einigen wichtigen Menschen zu Hause in Deutschland, die der englischen Sprache nicht mächtig waren, hatte ich erst mit der deutschen Version dieses Buches begonnen. Ende Januar schrieb ich fast jeden Tag und manchmal kamen Erinnerungen ganz real und hautnah wieder. Es kullerten Tränen, der Atem stockte mir manchmal und mit Entsetzen holte ich einige verdrängte Momente ins Gedächtnis zurück. Schreiben konnte freimachen, um Erlebtes leichter zu verarbeiten. Aber es ließ mich auch lange verdrängte Gefühle, Erlebnisse und Geschehnisse nah und brutal noch einmal durchleben. Dies war – oder ist – meine persönliche Reise und niemand anders als Michael und ich hatten die letzten Monate und Jahre so intensiv und hautnah durchlebt. Schreiben belastete auch, weil dabei alles wieder an die Oberfläche kam. Einen Grund mehr, weiterzumachen und meine Operation und die Zeit danach zu verarbeiten und hoffentlich bald durch das Schreiben abzuschließen. Ich nahm die guten wie auch die weniger guten Erfahrungen an, denn diese hatten mich und mein Leben geprägt und zu dem Menschen gemacht, der ich heute bin. Das Schreiben half mir auch dabei, dem Trauma einen Sinn zu geben.

Februar 2019

Knapp elf Monate nach der Operation sollte doch langsam alles gut sein. Mein Kampf mit meinem neuen Körper ging weiter und wie so oft musste mein Kopf nachgeben. Manchmal versuchte ich, gegen die körperliche Schwäche und auch die »bösen Geister« in meinem Kopf anzukämpfen. Es war ein einsamer Kampf mit mir selbst, den ich vorher so nie an mir gekannt hatte. Übelkeit, Verdauungsstörungen und schlimme Magenschmerzen nach dem Essen sowie der Schwindel gehörten weiterhin zu mir; leider waren diese für mich aber immer noch unerklärliche Symptome. Lag es daran, dass ich noch Untergewicht hatte? Erklären konnte ich es mir wirklich nicht. Michael belastete meine Traurigkeit. Immer wieder fragte er mich, was er für mich tun könne. Würde ich mich nochmals operieren lassen? Vielleicht?! Manchmal war es besser, man wusste nicht, was genau auf einen zukommen konnte. Nicht nur der Eingriff, auch das, was alles danach kam – die Nachwehen. Nach jedem Hoch kam wieder ein Tief und darum wunderte ich mich nicht, dass ich mich zu Hause in SC wieder so einsam, traurig und isoliert fühlte. Die seelischen Narben waren anscheinend genauso groß und tief wie die eigentlichen Narben. Diese inneren Kämpfe und die Stunden allein zu Hause, das vermeintlich unnütze, aber für die Rekonvaleszenz so notwendige Herumsitzen gaben mir Zeit zum Nachdenken, aber auch neue Erkenntnisse. Ich Sturkopf war zu stolz zuzugeben, dass ich Hilfe brauchte. Ich hätte doch, wie von meinem Professor geraten, gleich nach der OP im März eine Gesprächstherapie beginnen sollen. Dann hätte ich einen Gesprächspartner gehabt, der meinem Denkkarussell neue Impulse geben würde. Vielleicht zögerte man aber, weil man von der Gesellschaft oft als schwach und verletzlich dargestellt wurde, wenn man sich Unterstützung suchte. Es wurde Zeit, dass Menschen die seelisch litten, sich endlich über dieses Stigma hinwegsetzen und für ihr eigenes Wohl entscheiden konnten. Es konnte jeden treffen – so wie mich nach einer großen OP. Inmitten einer Scheidung oder nach einem Job- oder Partnerverlust oder ganz einfach ohne erklärlichen Grund bei zu viel Stress auf der Arbeit oder einem Burn-out. Auch Kinder stehen heute unter immensen Druck in der Schule. Druck kommt von den Eltern oder innerhalb der Schulklasse. Kids versuchen ganz einfach, mit Freunden mithalten zu können, und das kann belasten. Ein Arbeitskollege, jemand in der Familie, ein Nachbar oder Freund hat vielleicht Angstzustände, eine tiefe Traurigkeit, oder jemand Nahestehender leidet seelisch. Leider kann sich nicht jeder öffnen oder hat einen guten Freund, dem man sich anvertrauen kann. Ich hatte hier in den USA die vielen Selbstmorde wie vom Komiker und Schauspieler Robin Williams und vielen anderen Promis und Menschen, über die in den Nachrichten berichtet worden war, verfolgt. Hoffentlich würden diese Hilflosigkeit und die stillen Schreie und Zeichen der Betroffenen von deren Familie oder Bekannten endlich gehört und gesehen werden. Es war Zeit zum Handeln, bevor es zu spät war.

Wie ich über meine Wahlheimat USA dachte, behielt ich lange für mich. Nicht einmal Michael gegenüber konnte ich mich öffnen. Denn ich wollte nicht, dass er sich noch mehr Sorgen machte. Ich hatte nach meiner OP jegliches Vertrauen in die amerikanischen Ärzte und in das US-Gesundheitssystem verloren. Auch war ich etwas sauer, dass die Ärzte den Grund meiner Beschwerden nicht einmal in der Mayo-Klinik in Rochester, MN, herausgefunden hatten und mich nicht wirklich behandeln wollten oder konnten. In meiner Heimat Deutschland hatte man sich sehr gründlich und sorgsam um mich gekümmert. Auch hatte mein Internist, Herr Dr. Buchmüller, in Günzburg nie lockergelassen und mich stationär einweisen lassen. Was wäre aus mir geworden, wenn ich wie so viele keine andere Wahl gehabt hätte? Diese existenzielle Frage verfolgte mich immer wieder. Meine Priorität hatte sich mit einem Mal verändert. Ich vermisste auch meine Familie und Freunde, die Sicherheit, die mir meine Heimat in der schwierigen Zeit gab. Hier in SC war ich neben Michael und Lucy allein. Ja, ich hatte die meisten USA-Kontakte aus freien Stücken abgebrochen. Das Resultat war eine Isolation wegen Krankheit – ich hatte ja sonst keinen anderen Grund dazu. Aber meine Familie und Freunde in Deutschland hielten tapfer weiter zu mir – zumindest die meisten. Ich wollte am liebsten wieder zurück in meine Heimat, in meine »sichere und gewohnte« Umgebung. Dort, wo zwar das Wetter weniger herrlich und die allgemeine Stimmung auch eher stressig und unterkühlt war. Trotzdem war und bin ich immer mit meiner Heimat verbunden, und der Drang, zurückzukehren, wurde gerade immer größer. Ich war eigentlich nur wegen meines Mannes hier und mein Herz wollte nur weg, weg, schnell weg. Es fühlte sich erneut an, als ob ich einen Schritt nach vorne ging und zwei zurück!

Würden wir uns hier nicht so wohlfühlen und hätten wir in den USA nicht so ein schönes Leben, wäre alles anders und wir wären vielleicht wieder in die Heimat zurückgekehrt. So blieb vieles lange unausgesprochen, bis ich anfing, jeden Tag zu weinen. Diese tiefe Traurigkeit, das Gefangensein im eigenen Körper und meine Hilflosigkeit über den nicht funktionierenden Körper wurden immer schlimmer. Auch tat es mir weh, dass ich nichts dagegen machen konnte. Ich war gefangen und das Gefühl war unerträglich. Bis ich irgendwann nach Hilfe schrie: »Michael, bitte hilf mir. Bitte hilf mir doch heraus aus dem tiefen und dunklen Loch, in dem ich festsitze!« Als mein Mann mich eines Morgens besorgt fragte, ob er mich überhaupt noch zu Hause allein lassen könnte, war ich am Wendepunkt angekommen. Irgendwann musste ich mir eingestehen, dass ich Hilfe brauchte. »Warum jetzt? Warum geht es mir jetzt, wo es mir besser gehen sollte, so schlecht?« Den Zeitpunkt konnte man leider nicht selbst wählen und wahrscheinlich käme eine Depression auch nie zum richtigen Zeitpunkt. Diese tägliche Traurigkeit, die mich nicht mehr losließ, und gewiss auch die Frustration, dass mein neuer Körper noch immer nicht richtig funktionierte, hatte mich Wochen danach dazu gebracht, eine Therapeutin aufzusuchen. Die Visitenkarte trug ich seit letztem Sommer in meinem Geldbeutel herum. Nur hatte ich mich immer wieder geweigert, den Schritt zu tun und einen Termin zu vereinbaren. Ihre Kontaktdaten hatte mir Mary, meine zweite Physiotherapeutin von ATI, damals gegeben. Mary hatte im Juli 2018 sicherlich recht! Der Eingriff war zu gravierend, um ihn ganz einfach nur zu verdrängen. Ich behielt die vertraulichen wöchentlichen Gespräche am Anfang noch für mich. Niemandem – nicht einmal meinem Mann – wollte ich es erzählen, dass ich eine Gesprächstherapie begonnen hatte. Mein Stolz behielt weiterhin die Oberhand – wenigstens eine Zeit lang. Bei der Psychotherapeutin Dr. Cook konnte ich mich öffnen und meinen Gedanken und Gefühlen freien Lauf lassen. Wir verstanden uns von Anfang an prima und ihre ruhige und positive Art gefiel mir. Sie gab mir auch zu verstehen, dass das Verarbeiten dieses Traumas manchmal zeitversetzt stattfand – aber besser jetzt als Jahre später. »Das Aufarbeiten ist Jahre später oft schmerzlicher und schwieriger«, meinte Dr. Cook. Auch musste ich ihrer Meinung nach jegliche Kontrolle über mein Leben vor und besonders nach der Operation abgeben – dieser Kontrollverlust war für einen Patienten gravierend und traumatisierend. Nach den ersten Gesprächen wollte ich nur mit Sonnenbrille das Gebäude verlassen, weil so viele Tränen geflossen waren. Aber glücklicherweise bestand vom ersten Tag an ein Bund des Vertrauens zwischen uns und so ließ ich mir von Dr. Cook helfen. Ein guter und sehr sportlicher Freund hatte mir zu diesem Thema seine persönliche Geschichte erzählt. Nach einer achtwöchigen Keuchhusten-Erkrankung war er frustriert, traurig, wütend und auch deprimiert, dass er so lange keinen Sport ausüben konnte und ihm größere Aufgaben schwerfielen zu bewältigen. Meine Operation war seines Erachtens ein anderes Kaliber und ich sollte mich wegen meiner postoperativen Depression doch nicht schämen.

Gespräche zu Hause gab es jetzt auch über das Thema »nach Hause zurückwandern« immer wieder. Nachdem Michael und ich es einmal angesprochen und diskutiert hatten, musste ich meine Gedanken loswerden. Es war heikel und Michael vermied es, darüber zu sprechen. Wir hatten uns hier in SC über einige Jahre ein schönes Leben aufgebaut. Wir lebten mit dem großen Garten inmitten eines Waldes, dem schnuckeligen Haus mit Pool, in einer einzigartigen Tier- und Pflanzenwelt – für mich wie in einem kleinen Paradies. In unserem Garten wuchsen neben Ananas, Mangos und Avocados jetzt auch Bananen und Passionsfrüchte. Die Granatapfel- und Grapefruit-Pflanzen waren noch klein; bis zum kommenden Jahr würden diese sicherlich auch zu stattlichen Pflanzen werden und eventuell sogar dann schon Früchte tragen. Kolibris (Hummingbirds) schwirrten wie winzige Helikopter den ganzen Tag ums Haus herum, um aus unseren vielen Zuckerwasserspendern zu schlürfen. Oft saß ich mit offenem Mund im Garten und staunte den vielen Flugkünstlern hinterher. Sie waren zwar scheu, aber auch neugierig, und wenn man sich nicht bewegte, konnte man sie aus ein, zwei Metern Entfernung beobachten. Es gab in unserem Garten unzählige Eichhörnchen, Streifenhörnchen, Waschbären und vor unserer Haustür hatte ich kürzlich abends ein riesiges Opossum entdeckt! Ich dachte zuerst, dass es eine weiß-graue, getigerte Katze sei, die sich an Lucys Wasserschüssel bediente – aber als das Tier langsam von dannen zog, sah ich den rattenähnlichen, langen Schwanz. Das war für mich eine bisher einmalige Entdeckung. Auch kamen etliche Rehe bis an unseren Eingangsbereich hinter dem Haus aus dem Waldrand bis an unseren Pool. Den Klee im Grünstreifen unserer kreisrunden Einfahrt ließen wir extra für die Rehe stehen. Schon so oft hatten wir mehrere Rehe durch unsere Einfahrt und im Garten laufen und grasen gesehen. Trotzdem erfreute ich mich jedes Mal wieder aufs Neue. Eulen und Uhus »lachten« am Abend aus allen Richtungen ihren Artgenossen im Wald verteilt entgegen. Wir hatten zwei Uhu-Nester auf unserem Grundstück und mein Vater meinte einmal, dass es in ganz Bayern nur zwei von diesen seltenen Uhu-Nestern gab, die sogar rund um die Uhr von Vogelschützern bewacht würden. Lucy bellte immer heftig, wenn die Uhus »lachten«. Sie konnte diese großen Vögel gar nicht leiden. Zwischen den Sträuchern entdeckte ich beim Unkrautjäten einmal eine Gottesanbeterin. Diese war für mich überraschend riesig, knapp 20 Zentimeter groß. Das hatte ich nicht erwartet. Man konnte sie kaum von Ästen und Blättern ausfindig machen, so gut getarnt war sie. Wunderschöne, große, gelbe, blaue und bunt gemusterte Schmetterlinge flatterten in unserem Garten herum und an unserer Mailbox hatte ich kürzlich mein erstes Stinktier ungefähr fünf Meter von mir entfernt entdeckt. Wir hatten auch schöne, gemusterte, giftige und nicht giftige Schlangen, giftige Spinnen und kleine Skorpione. Unser hauseigener Frosch saß jeden Abend an der gleichen Stelle am Eingangsbereich. Dort hatte er sein Revier und den idealen Beuteplatz, um Mücken und sonstiges Kleingetier im Scheinwerferlicht unserer Außenbeleuchtung zu fangen. Unseren »Haus-Hase«, der sich wegen Lucy aber nicht oft sehen ließ, konnten wir nur frühmorgens oder spätabends ausfindig machen. Doch ab und zu entdeckte ich sein kleines weißes Hasen-Hinterteil davonhoppeln. Sogar ein Siebenschläfer hatte sich in einem unserer Vogelhäuschen eingenistet und Schildkröten aller Größen krochen in unserem Garten und in der Einfahrt herum. Als Natur- und Tierliebhaber ließen wir alles friedlich summen und brummen, krabbeln und kriechen. Die Natur gibt mir eine innere Ruhe und einen inneren Frieden. In der Natur bin ich glücklich und zufrieden. Ja, auf diese vielfältige Tier- und Pflanzenwelt und auf das schöne, warme Wetter zu verzichten, das würde mir schon sehr schwerfallen! Leider fehlten mir meine Familie und meine Freunde aus der Heimat sehr. Soziale Kontakte schloss man hier meist auf der Arbeit und beim Sport; nur war ich seit Langem zu beidem nicht fähig. Aber die lieben und freundlichen Menschen hier in den USA trugen auch dazu bei, dass wir uns hier sehr wohlfühlten. Im Süden ging es wahrscheinlich wie überall auf der Welt etwas langsamer und lockerer voran. Große Arbeiten draußen wurden auf frühmorgens oder abends verschoben. Außer bei meinem Mann, dem Dauer-Renovierer! Michael werkelte gern das ganze Wochenende im Haus oder ums Haus herum und natürlich auch im Garten. Das war mir manchmal ganz einfach gesagt zu viel, da ich lieber dieses vielfältige und schöne Land mit ihm wochenendweise entdecken würde.

An einem guten Tag konnte ich fast normal den Haushalt erledigen und auch normal essen. Die Verdauung funktionierte nur, wenn ich sehr aufpasste, was ich zu mir nahm. Die Magen- und Rückenschmerzen waren nie ganz verschwunden. Der Schwindel und die Übelkeit verfolgten mich glücklicherweise nicht mehr jeden Tag so schlimm, überraschten mich aber immer, wenn ich es am wenigstens erwartete und gebrauchen konnte: während der Autofahrt, beim Einkaufen und wenn wir etwas vorhatten oder im Restaurant beim Abendessen saßen. Das machte mein Leben schwer, weil ich mich auf nichts oder nur mit großer Anstrengung konzentrieren konnte. In diesen Situationen achtete ich bewusst nur auf meine Atmung, damit ich mich nicht übergab.

Diese unbeständige Lebensweise macht mich heute noch verrückt. Entweder man war krank oder gesund. Ich fühlte mich meistens 40 % gesund und 60 % krank. Der Prozentsatz konnte sich täglich nach oben oder unten verschieben. So völlig gesund war ich auch nach eineinviertel Jahren nach meinem Eingriff nicht. Es war an der Zeit, dass ich endlich Klarheit bekam, was ich tun konnte, und wie mir ein Gastroenterologe in meiner Situation helfen konnte. Am wichtigsten war es mir aber, dass sich endlich meine Bauchspeicheldrüse beruhigte und wieder normal arbeitete. Die Lipase- und Amylase-Werte waren seit knapp 12 Monaten hoch und das verfolgte mich und machte mir ständig Angst. Gern hätte ich wieder gearbeitet, was mich vom Grübeln und dem Sich-Sorgenmachen abgelenkt hätte. Dann wäre ich auch wieder mehr unter Leuten gewesen und hätte am sozialen Leben teilgenommen.

Arbeiten war jetzt noch nicht möglich. Mitte Januar 2019 startete ich dafür einen neuen Sport – Beginner Ballett für Erwachsene. Ja, ich erfüllte mir meinen Kindheitstraum und kaufte mir mit 49 Jahren meine ersten Ballettschuhe! Zwar fand das Training nicht um die Ecke statt und war auch anstrengend für mich, aber die ca. 30-minütige Autofahrt war es mir wert, um mehr Kraft, Haltung, Balance, Körperbeherrschung und Beweglichkeit zurückzugewinnen. Das Training war hart und die Lehrerin streng, wie man es erwartete. Aber ich hatte mich dafür entschieden, Schritt für Schritt in ein gesünderes Leben zurückzufinden. Ich war am Boden und hatte nichts mehr zu verlieren – ich hatte nicht umsonst die OP überlebt!

Wie es gesundheitlich und beruflich bei mir weiterging, blieb offen. Sicherlich hatte ich noch einige Zeit zu kämpfen, um neue Wege zu gehen und auch meine körperliche Sicherheit und Stabilität wiederzufinden. Gewiss würden noch viele neue Herausforderungen, Rückschläge und auch Beschwerden auf mich zukommen. Aber darauf ließ ich mich ein, weil ich auch gelassener geworden war. Wenn ich etwas gelernt hatte aus meiner Krankheit und der Zeit nach meiner OP, dann war es Geduld und das Annehmen, was alles täglich auf mich zukam. Durch den Kontrollverlust über meinen Körper, die manchmal unerträglichen Schmerzen und die lange Zeit der Genesung hatte ich auch jegliche Hemmungen und Angstgefühle verloren. Das Gefühl, dass keine Situation in der Zukunft schmerzlicher oder schlimmer werden würde, als das, was ich durchlebt hatte, das hatte mich in gewissem Sinne unverwundbar und mental stärker gemacht. Ich hatte mein Selbstbewusstsein und meinen Selbstrespekt auf meiner Reise wiedergefunden und empfand eine tiefe Dankbarkeit, die ich noch nie zuvor so verspürt hatte. Dankbarkeit für mein Leben überhaupt und dafür, dass ich weiterleben durfte. Dankbarkeit dafür, dass ich eine neue Chance bekommen hatte und hoffentlich auch noch viel Gutes in meinem Leben fertigbringen und erleben würde. Mein Leben hatte sich nach der Operation verändert und vielleicht auch schon zuvor. Mein Leben stand komplett kopfüber und wurde aus der Bahn geworfen. Nichts war mehr normal oder wie es einmal war, oder hätte sein sollen. Aber ich hatte auch eine Widerstandsfähigkeit und Beharrlichkeit an mir kennengelernt, deren ich mir vorher nicht wirklich bewusst gewesen war. Ich hatte eine Gelassenheit, eine innere Ruhe und ein Urvertrauen erfahren, dass alles im Leben einen Sinn hatte und am Ende auch gut werden konnte. Wenn ich etwas unbedingt in meinem Leben ändern wollte, dann tat ich das jetzt und zögerte nicht mehr. Wenn ich Hilfe brauchte, fragte ich danach und fühlte mich nicht schwach oder schlecht dabei. Wir halten viel mehr aus, als wir für möglich halten. Warum hatte ich früher nur so viel Zeit und Nerven verschwendet und mich über Kleinigkeiten geärgert? Das war und ist so unnötig und wir sollten uns einfach um die wichtigen Dinge im Leben kümmern und den Rest ruhen und sein lassen. So einfach wäre das. Am Ende dieses Kapitels weiß ich, dass ich alles schaffen oder wenigstens alles angehen kann, was ich mir vornehme. Ein Leben ohne Zögern und Reue, ein Leben ohne Filter. Ein Übergang von einem Stadium meines Lebens in ein neues. Nach den letzten Jahren mit all den Geschehnissen war für mich nichts mehr selbstverständlich. Wieder teilweise am sozialen Leben teilzunehmen und wieder den Wind auf meiner Haut, die Sonne in meinem

Gesicht zu spüren und einen Spaziergang durch den Wald bewusst genießen zu können, das bedeutet mir sehr viel. Ein nettes Sprüchlein fällt mir dazu ein, da manche Menschen leben, als hätten sie drei, vier oder mehr Leben.

>>*Wir alle haben zwei Leben. Das zweite beginnt, wenn du realisiert hast, dass du nur eins hast.*<<

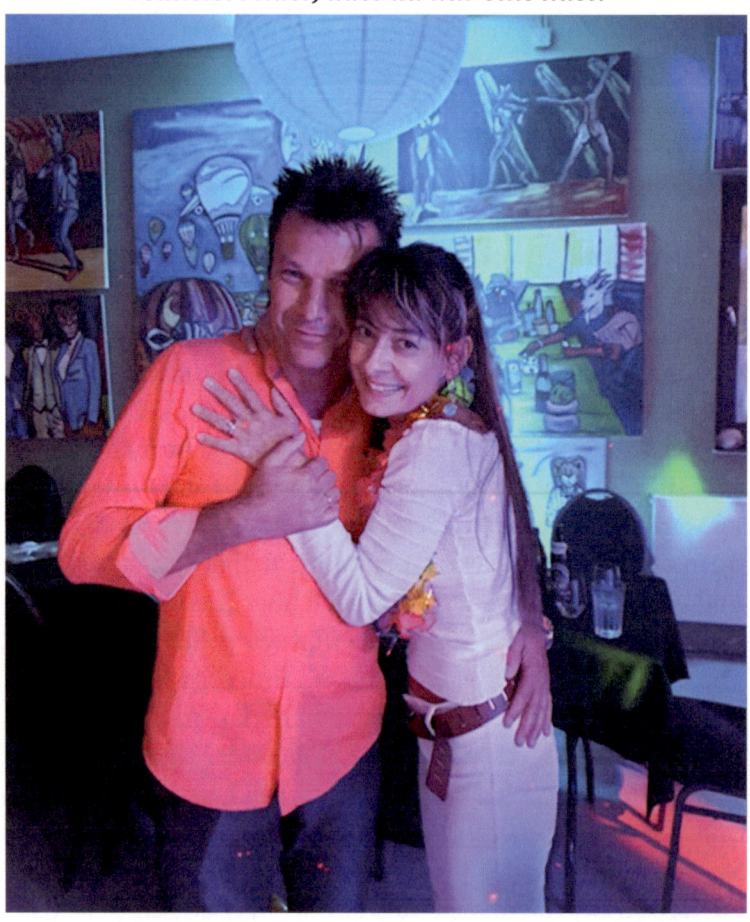

Michael und ich bei meiner 50. Geburtstagsparty

Erklärung meiner diagnostizierten Gefäßkompressions-syndrome:

Dunbar-Syndrom/Truncus-coeliacus/Ligamentum arcuatum Syndrom oder MALS-Syndrom2

Dieses Gefäßsyndrom wird in seiner Häufigkeit nur vom Nussknacker-Phänomen übertroffen. Die häufigsten Beschwerden des Truncus coeliacus und des auf ihm liegenden Ganglion coeliacums (Sonnengeflecht – Plexus solaris) sind Bauchschmerzen, Herzschmerzen (Schmerzen in der Herzgegend), Schmerzen im Brustkorb, Atembehinderung, Übelkeit, Schwindel, Schwarzwerden vor den Augen, Kollapsneigung, Bauchschmerzen und Durchfall nach dem Essen sowie verminderte Belastbarkeit im Sport oder bei körperlicher Anstrengung.

Das Krankheitsbild, auch als Dunbar-Syndrom, MALS Syndrom (Median Arcuate Ligament Syndrom), Ligamentum-arcuatum-Syndrom, Ganglion-coeliacum-Kompressionssyndrom (die wohl treffendste Bezeichnung) oder celiac trunk compression syndrome bezeichnet, ist mit herkömmlichen Methoden schwer zu diagnostizieren und bleibt daher lange unerkannt. Wegen der Vielzahl unterschiedlicher Symptome und der oft hervorstechenden, vegetativen Symptomatik werden die Patienten bei Ärzten verschiedenster Disziplinen vorgestellt. Oft, ohne dass ihre Beschwerden geklärt werden können. Schließlich werden sie oft zur psychologischen oder psychiatrischen Therapie weiterempfohlen, was ebenfalls keine befriedigende Lösung darstellt. Mit der funktionellen Farbdopplersonografie kann die Ursache eindeutig identifiziert werden. Und eine ursächliche Behand-

2 Dieser Inhalt stammt von der Website von Herrn Prof. Dr. Scholbach.

lung, die laparoskopische, operative Dekompression des Ganglions, beginnen, die regelmäßig zur sofortigen und anhaltenden Beschwerdefreiheit führt.

Beschwerden beim Truncus-coeliacus-Kompressionssyndrom entstehen, weil das Zwerchfell das Nervengeflecht auf den Truncus während der Atmung regelrecht abquetscht und gemeinsam mit dem Gefäß verdrängt.

Erhöhte Blutflussgeschwindigkeit bei Dunbar Syndrom:

Einatmung: Blutfluss normal 190 cm/Sekunde / Blutfluss erhöht 204 cm/Sekunde.

Ausatmung: Blutfluss normal 210 cm/Sekunde / Blutfluss erhöht 260 cm/Sekunde oder mehr.

P.S. Bei mir wurde eine Blutflussgeschwindigkeit bei der Ausatmung von 470 cm/Sekunde diagnostiziert. Die Kompression war laut Diagnose von Herrn Prof. Dr. Sandmann massiv und eine baldige Operation zwingend notwendig.

Nussknacker-Phänomen

Das Nussknacker-Phänomen ist ein häufigeres Gefäßkompressionsphänomen. Es entsteht – evolutionär betrachtet – durch den aufrechten Gang des Menschen und die sich dadurch entwickelnde Krümmung (»Lordose«) der Lendenwirbelsäule. Bauchschmerzen, Flankenschmerzen (oft links), eine linkskonvexe Lordose im Lendenbereich, Unterleibsschmerzen (bei Frauen und Mädchen meist über dem linken Eierstock), Rückenschmerzen, Kopfschmerzen,

Hämorrhoiden und Schmerzen im Bereich des Genitales (Dyspareunie – Schmerzen beim Geschlechtsverkehr, Hodenschmerzen) sind die häufigsten Symptome. Die Diagnose kann mithilfe der funktionellen Farbdopplersonografie eindeutig gestellt werden.

Vom Nussknacker-Syndrom wird dann gesprochen, wenn zu diesen Beschwerden noch eine Hämaturie kommt, das heißt eine Blutausscheidung im Urin.

Umgehungskreisläufe und daraus resultierende Beschwerden

Da die Stauung der linken Nierenvene den normalen Blutfluss behindert, kommt es oft dazu, dass sich der Blutfluss Umgehungskreisläufe sucht. Dabei kommt es oft zur Stauung der Beckenorgane und daraus resultierend zu Funktionsstörungen und Schmerzen. Häufige Funktionsstörungen sind Harndrang bei geringer Blasenfüllung, Menstruationsbeschwerden, schmerzhafte Stauung der Bein- und Dammvenen links sowie Thromboseneigung des linken Beines. Ein häufiger Umgehungskreislauf geht über die linke Eierstockvene. Diese nimmt im Gegensatz zum Normalzustand Blut aus der gestauten linken Nierenvene auf und leitet dieses Blut rückwärts gerichtet über den linken Eierstock in die Beckenvenen links. Oder, da hier der Abfluss ebenfalls behindert sein kann, über die Gebärmutter auf die rechte Seite der unteren Hohlvene zu. Im Ultraschallbild erscheint die linke Eierstockvene erweitert und oftmals geschlängelt – ein Resultat des durch die Stauung der Nierenvene erhöhten Drucks. Die Folge sind Schmerzen im linken Unterbauch. Ein anderes Phänomen, das aufgrund der Umleitung des

Nierenvenenbluts über die linke Eierstockvene auftrifft, sind Krampfadern an der Gebärmutter (Uterus). Die Folge sind Schmerzen im Unterleib und links im Bauchraum.

May-Thurner-Syndrom/Vena-iliaca-Kompressionssyndrom

Beim May-Thurner-Syndrom kann das Blut der linken Beckenseite nicht ausreichend gut über die linke Beckenvene in die untere Hohlvene abfließen. Die gemeinsame linke Beckenvene (Vena iliaca communis sinistra) wird zwischen Promontorium und rechter gemeinsamer Beckenarterie (Arteria iliaca communis dextra) mehr oder weniger stark eingeklemmt.

Bei vielen Patienten entwickelt sich zur Umgehung des Hindernisses ein ausgeprägter Umgehungskreislauf, der eine Flussumkehr in der linken inneren Beckenvene hervorruft, das Blut in die Tiefe des Beckens zu kräftigen Venengeflechten um die Organe im kleinen Becken (Gebärmutter, Eierstöcke, Mastdarm und Harnblase) führt. Von dort kann es über die rechte innere Beckenvene und damit in die Vena cava inferior, die untere Hohlvene gelangen. Diese Umgehungskreisläufe verursachen bei vielen Betroffenen erhebliche Beschwerden, da die chronische venöse Stauung der betroffenen Organe von diesen oft nicht gut toleriert wird.

In der Hauptachse handelt es sich bei diesen Organen um solche, die in der Körpermitte, der Körperhauptachse gelegen sind. Da diese Organe das Blut auf ihrer linken Seite aufnehmen können und nachdem es über die Organe selbst, dem hohen Druck auf der linken Seite ausweichend nach rechts abgeflossen ist, kann es dann über rechtsseitige Venen der sogenannten Mittellinienorgane in das Abflussgebiet der unteren Hohlvene gelangen. Die immer wiederkehrende Situation ist also die, dass Organe in der Körpermitte, die sogenannten Mittellinienorgane Blut links aufnehmen, dieses Blut wird über das meist gering entwickelte Gefäßbett dieser Organe gedrückt und fließt dann rechts zum Herzen ab.

Der chronisch gesteigerte venöse Druck in den Mittellinienorganen führt dort zur Aufdehnung der Organvenen, zu deren Schlängelung, das heißt zu sogenannten Krampfadern oder Varizen und zu einer entzündlichen Reaktion in der Venenwand dieser Gefäße. Diese Situation wird als Mittelliniensyndrom bezeichnet.

Häufige Symptome: Unterleibsschmerzen (oft linksseitig), die in den linken Oberschenkel ausstrahlen können, linksseitige Flankenschmerzen, Schwellung des linken Beines, Neigung zu Thrombosen und Krampfadern im linken Bein.

Wichtige praktische Folgerung:

1. Abdominale Gefäßkompressionssyndrome sind keine separaten Krankheiten, aber Teile von einem Spektrum von einer Gesamtheit/Einheit – die Lordose = Verantwortliche Sub-Syndrome und andere kommen daher oft gemeinsam vor.
2. Die bildhafte Symptomatologie ist keine psychologische Dramatisierung des Patienten, sondern die Folgerung der Gefäßstauung mehrerer Organe – vom Zeh bis zum Gehirn.
3. Das Diagnostik-Verfahren muss jedes weitere Sub-Syndrom ein- und ausschließen.
4. Es sollte ein Behandlungsplan erstellt werden, der die meist relevanten Sub-Syndrome in Angriff nimmt.
5. Der Patient braucht einen Arzt, der über das Zusammenspiel aller Sub-Syndrome Bescheid weiß.

Der Patient braucht keinen Psychologen, nur einen Chirurgen, der ihn erfolgreich behandelt!

Schlusswort

Es gab eine Zeit, in der ich nur noch zwei bis drei Bananen am Tag essen konnte. Mehr war mir mit meiner ständigen Übelkeit, dem Schwindel und den schlimmen Magen- und Darmschmerzen einfach nicht möglich zu essen. Man kann immer aus Krisen lernen und auch wachsen. Man kann sein Leben jeden Tag verändern und verbessern. Ich habe meinen Weg zurück ins Leben durch meine erfolgreiche Operation, durch meine Regeneration und durch die Unterstützung von meiner Familie und Freunden gefunden. Ich habe in der Zeit vor und nach meiner Operation viel recherchiert, gelesen und dabei auch sehr viel über meinen Körper und seine Funktion gelernt. Auch hat sich mein allgemeines Körperbewusstsein verbessert, indem ich mich gesünder ernähre, täglich wenn möglich vier bis fünf Kilometer in Etappen laufe und im Sommer jeden Tag meine Runden schwimme. Meine Physiotherapie-Übungen, Atemübungen und Yoga mache ich bis zum heutigen Tag. Ich höre und achte jetzt mehr auf meinen Körper. Wenn man sich zu 80 % gesund ernährt, braucht man sich um die restlichen 20 % keine Sorgen zu machen.

»Lass die Nahrung deine Medizin sein und die Medizin deine Nahrung.« Das wusste bereits Hippokrates vor rund 2500 Jahren und das ist bis heute so wahr. Weißen Zucker benutze ich meist nur noch mit Kokosöl vermischt als Body-Peeling. Zum Backen gibt es in unserem Haushalt Bio-Kokosblütenzucker, gemahlene Datteln, Apfelmus oder Bio-Bananen als Zuckerersatz. Ausnahmen gibt es natürlich, und die werden dann auch genossen. Aber es gab viele Tage, da konnte ich vor schlimmen Magen-, Darmschmerzen, Verdauungsstörungen wie Durchfall, Verstopfung, Übelkeit und Schwindel kaum etwas essen oder nur, was in meine Handfläche passte.

Aber Bananen habe ich immer behalten. Bananen haben mein Leben gerettet und auch verbessert! Eine Banane ist für mich die leckerste Frucht überhaupt. Sie braucht keine Verpackung, Bananen sind handlich, reisetauglich und auch umweltfreundlich. Bananen können bei Verdauungsproblemen helfen, den Schlaf und auch die Laune verbessern und dabei enthalten sie viele Ballaststoffe, Magnesium, Biotin, Calcium, Vitamin B und Vitamin C, Kalium, Folsäure und vieles mehr. Gäbe es einen Bananen-Botschafter, dann wäre ich gern einer! Eine Banane, besonders auch die Schale, beinhaltet viele nützliche Inhaltsstoffe, die in der Gesichtspflege und im Garten helfen können.

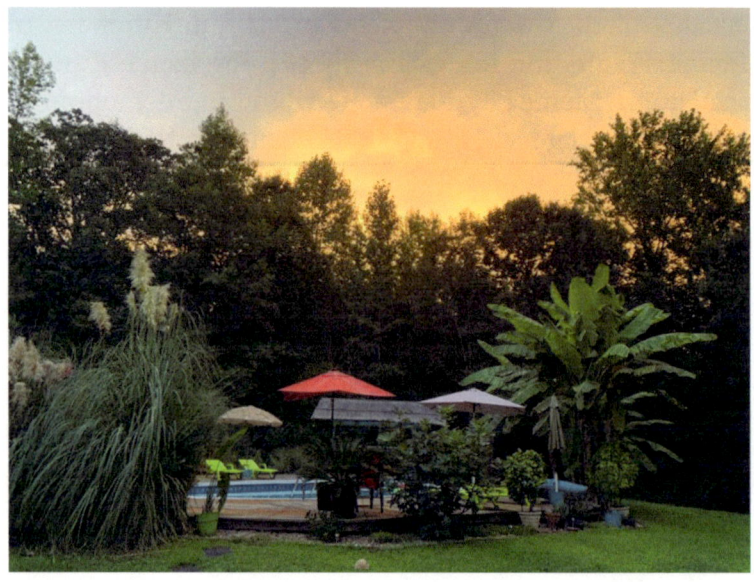

Foto aus unserem Garten in SC

Danksagung

Als Erstes möchte ich mich ganz herzlich bei der Röntgenabteilung des KH Krumbach und der gastroenterologischen Abteilung von Frau Dr. H. bedanken. Sie und ihr Team haben endlich nach vielen Jahren erfolgloser Suche den Grund meiner Symptome herausgefunden. Ein großes Dankeschön an meinen Internisten, Herrn Dr. Buchmüller, Herrn Dr. W., mein Hausarzt in Günzburg, sowie Herrn Dr. T. mit seinem Team und Herrn Grimm von der Rehaklinik in Isny. Herzlichen Dank auch an Herrn Dr. Remmerle in Ravensburg, dass Sie mir meine Fäden am späten Abend während meiner Reha so sanft entfernt haben. Ein herzliches Dankeschön an die Blutspender in NRW, dass Sie mein Leben mit Ihrem Blut gerettet haben! Vor allem aber herzlichen Dank an Herrn Prof. Dr. Scholbach. Durch Ihre exakte Diagnose in Leipzig konnten neben dem Dunbar-Syndrom drei weitere Kompressionssyndrome festgestellt werden. Auch wurde ich von Herrn Prof. Dr. Scholbach an die Koryphäe der Gefäßchirurgie, Herrn Prof. Dr. Sandmann, nach Mettmann empfohlen. Tausend Dank an meine Chirurgen, Herrn Prof. Dr. Sandmann, die Oberärzte, Herrn Dr. Verginis und Herrn Dr. Al-Maqublah und das gesamte freundliche und fürsorgliche Team des Evangelischen Krankenhauses in Mettmann, dass Sie mein Leben buchstäblich gerettet und verbessert haben! Ein herzliches Dankeschön an Astrid Thum, die mit ihren sprachlichen Bildern meinem Erlebnisbericht den letzten Feinschliff versehen hat und somit meinem Buch eine vollständige und schöne Form gegeben hat. Lieben Dank an meine Familie und Freunde, die mich so lieb unterstützt und begleitet haben. Es ist schön, ein Teil in eurer Mitte zu sein. Schließlich und vor allem ein Dankeschön an die

Liebe meines Lebens, meinen Partner, Ehemann und besten Freund: Michael. Ohne dich hätte ich die lange Reise durch schlimme Schmerzen, endlose Arzt- und Klinikbehandlungen vor der Operation und die Zeit danach zurück ins Leben nicht geschafft! Herzlichen Dank an meinen Papa und an meine Schwägerin Sabine für die vielen Krankenhaus- und Arztfahrten. Ganz lieben Dank auch an unseren Sohn Sascha, meine Mama, meine Schwester Sibylle, meinen Bruder Karl-Heinz und meine Schwiegermutter für eure vielen Gebete, Hilfen und eure mentale Unterstützung. Ein großes Dankeschön an all die Ärzte, Krankenpfleger und auch an für mich fremde Menschen, die im Hintergrund an meiner OP und Genesung mitgewirkt haben. Ich werde niemals die kleinen und großen Dinge und Gefälligkeiten, die Sie für mich getan haben, vergessen. Meine Krankheit hat mich und mein Leben verändert. Ich hoffe, mein Buch hilft Menschen und Leidenden mit den gleichen oder ähnlichen Symptomen, nicht aufzugeben und weiter für ihre Gesundheit und ein gesundes und schmerzfreieres Leben zu kämpfen. Dabei ist die körperliche Erholung und Heilung nur ein Teil. Genauso braucht es Zeit, das traumatische Erlebnis seelisch zu verarbeiten. Das Schreiben an diesem Buch hat mich stark und demütig zugleich gemacht. Vielleicht leidet jemand mit ähnlichen Symptomen auch an einem Gefäßkompressions- syndrom. Sie bilden sich Ihre Schmerzen nicht ein, Ihre Schmerzen sind REAL! Nur wissen bis heute leider viel zu wenig Ärzte, dass bei langanhaltenden, nicht erklärlichen, gastroenterologischen Beschwerden ein Kompressionssyn- drom bestehen könnte. In den medizinischen Lehrbüchern taucht die Gefäßkompressionskrankheit erst seit ein paar Jahren auf und das erschwert natürlich die Akzeptanz so mancher Ärzte. Ich hatte damals im September 2017 in dem kleinen Krankenhaus in meiner Heimat einfach gesagt nur

Glück. Danach nahm meine Reise in ein gesundes Leben seinen Lauf. Irgendwo gibt es einen Arzt, ein Ärzteteam oder ein Krankenhaus, das herausfindet, was der wahre Grund Ihrer Beschwerden ist. Ein Arzt, der Sie endlich ernst nimmt, und Ihnen schließlich helfen oder an einen Spezialisten weiterempfehlen kann. Verlieren Sie nie den Mut und auch nie die Hoffnung!

Persistence is the key to success. –

Beharrlichkeit ist der Schlüssel zum Erfolg.